Docteur Noël-A. COJAN

Ancien Interne
des Hôpitaux de Paris

CONTRIBUTION A LA PATHOGÉNIE

DE

L'ÉNURÉSIE DITE ESSENTIELLE

État actuel de la Question
Rôle de l'Insuffisance hépatique dans la Forme digestive
Énurésie et Hypothyroïdie - Énurésie et Fatigue
L'Intoxication, Mode commun d'action de ces divers Facteurs
pathogéniques

———

PARIS

LES PRESSES UNIVERSITAIRES DE FRANCE

49, BOULEVARD SAINT-MICHEL, 49

—

1922

A MES CAMARADES

MORTS AU CHAMP D'HONNEUR

A LA MÉMOIRE DE MON PÈRE

le Docteur Noël-P.-M. COJAN

A LA MÉMOIRE DU DOCTEUR SALANOUE-IPIN

Médecin principal de première classe des Troupes coloniales

A MON PRÉSIDENT DE THÈSE

M. le Professeur NOBÉCOURT

A MON MAITRE LE DOCTEUR LESAGE

A MONSIEUR LE DOCTEUR ANDRÉ COLLIN

À MES MAITRES DANS LES HOPITAUX

M. le Professeur agrégé E. SCHWARTZ (*Cochin*)
M. le Docteur PISSAVY (*Necker*)
M. le Professeur DELBET (*Necker*)
M. le Professeur WIDAL (*Cochin*)
} (1909-1910)

EXTERNAT :

M. le Docteur MILIAN (*Charité*, 1910-1911)
M. le Professeur agrégé MÉRY (*Enfants-Malades*, 1911-1912)
M. le Professeur agrégé LEGRY (*Charité*, 1912-1913)

INTERNAT PROVISOIRE :

M. le Docteur ROUBINOVITCH (*Bicêtre*, 1914)

INTERNAT :

M. le Docteur PAGNIEZ (*Bicêtre*, 1919-1020)
M le Docteur LESAGE (*Hérold*, 1920-1921-1922)

A MES AUTRES MAITRES DANS LES HOPITAUX

M. le Docteur HARVIER, Médecin de l'Hospice de Bicêtre
M. le Docteur SAUVÉ, Chirurgien des Hôpitaux
MM. JOLTRAIN André COLLIN, MAINGOT

INTRODUCTION — HISTORIQUE

Le progrès en matière médicale est fonction de la connaissance exacte des causes morbides et du mécanisme de leur
action ; l'étiologie et la pathogénie représentent les assises
scientifiques du traitement qui est, en quelque sorte, l'*ultima
ratio* de la médecine.

Les maladies, il est vrai, ne livrent leurs secrets qu'après des
sollicitations multiples, aux chercheurs patients. Ceux-ci, en
partant de l'observation attentive des faits, la forêt des faits de
Bacon, véritablement inspirés comme l'artiste lui-même,
remontent par inductions successives jusqu'à la cause première
qui les explique : c'est tout d'abord la marche dans les ténè-
bres, puis la faible lueur qui guide, enfin le grand jour où la
vérité se découvre.

Il est intéressant parfois de considérer le chemin qui mène
à la connaissance exacte d'une maladie, avec les fausses routes
multiples, les longs stationnements comme aussi les progrès
qui récompensent l'effort obstiné ou qui résultent d'une heu-
reuse intuition.

L'affection dont nous nous occupons, bien que sa place en
nosographie soit des plus modestes, est, à ce point de vue,
particulièrement instructive, qui, dans sa dénomination origi-
nelle aujourd'hui encore conservée, renferme toute l'obscurité
dont sa nature était tout d'abord enveloppée.

Tout le monde sait ce qu'il faut entendre par incontinence d'urine, bien que le terme « *incontinence* » consacre une erreur nosologique et qu'il s'agisse constamment de « *mictions involontaires* ». Mais les meilleures dénominations sont celles qui sont acceptées par tous : elles représentent, dit Trousseau, « une espèce de monnaie commune dont on ne peut changer l'effigie et le poids sans introduire la confusion dans le commerce scientifique ».

Le qualificatif d' « *essentielle* » adjoint au terme d'incontinence servait à désigner autrefois un type d'incontinence dont la cause unique ou multiple était inconnue.

Aujourd'hui, le problème étiologique de cette incontinence d'urine est à peu près complètement résolu. L'énurésie essentielle n'est plus qu'une entité morbide à caractède historique et ne saurait être opposée, d'une façon absolue, à l'énurésie « *symptomatique* », manifestation d'une lésion organique qui intéresse habituellement l'arbre urinaire ou le névraxe.

Il est vrai que la manière dont se présentent en clinique ces deux types d'énurèse est en général bien différente : dans l'un, l'incontinence se montre au milieu d'une symptomatologie précise qui permet de reconnaître l'affection en cause ; dans l'autre, l'incontinence apparaît comme un symptôme isolé derrière lequel il semble malaisé de découvrir la maladie.

Cependant, l'incontinence d'urine symptomatique survient parfois d'une façon si spontanée et à la fois si solitaire qu'elle simule à s'y méprendre l'incontinence d'urine essentielle. C'est avec ces caractères qu'elle peut se montrer, par exmple, chez l'enfant au début d'une tuberculose rénale.

Lorsqu'on se place, non plus au point de vue clinique, mais au point de vue pathogénique pour étudier ces deux variétés d'énurésie, on se rend compte mieux encore de la difficulté qu'il y a à maintenir entre elles une opposition absolue. Nous verrons, en effet, que l'énurésie essentielle est conditionnée par des troubles fonctionnels du névraxe qui relèvent dans un assez grand nombre de cas d'une véritable intoxication des centres corticaux, contrôleurs de la miction. Or, il n'est plus possible dans l'état actuel de la science d'opposer les uns aux autres, les simples *désordres fonctionnels* et les *altérations structurales*. Ceux-là, comme celles-ci, peuvent provenir des mêmes causes toxiques ou infectieuses qui, selon l'intensité ou la durée de leur action, toucheront seulement à la fonction ou bien entameront la structure même de la cellule nerveuse. L'épilepsie que l'on découvre parfois à l'origine de l'incontinence d'urine peut être déterminée par ces deux types lésionnels extrêmes ; peut-être aussi relève-t-elle d'altérations intermédiaires que des techniques histologiques plus perfectionnées feront sans doute découvrir un jour.

La pathogénie de l'énurésie essentielle se présente comme un problème très complexe, beaucoup de causes y participent comme on peut s'en rendre compte lorsqu'on parcourt la littérature médicale qui se rapporte à cette affection.

Lorsque l'on fait cette étude historique, on remarque que les tendances des auteurs qui ont essayé de pénétrer la nature de l'énurésie essentielle, diffèrent sensiblement les unes des autres :

Les uns ont cherché surtout à découvrir les causes immédiates de l'affection ;

Les autres ont essayé de remonter jusqu'aux causes premières et de bonne heure, l'un de ces « primum-movens », le sommeil profond, fut justement incriminé ;

Les auteurs les plus modernes se sont efforcés d'établir les liens qui unissaient les premières aux secondes et ont pu, de la sorte, isoler d'après le mode pathogénique, divers types d'énurésie essentielle.

On trouve dans les œuvres chirurgicales de Jean-Louis Petit la première analyse de la question jusque-là considérée comme une et indivisible. J.-L. Petit établit que l'incontinence essentielle d'urine peut reconnaître des causes très différentes, et il décrit trois variétés principales de cette affection :

L'incontinence des enfants qui sont paresseux et ne se lèvent pas pour uriner aux premiers avertissements qu'ils éprouvent ;

L'incontinence de ceux qui dorment si profondément que l'envie d'uriner n'est pas perçue ;

L'incontinence de ceux qui rêvent qu'ils sont en un lieu propice.

Il est intéressant de noter que le *sommeil profond* est aujourd'hui considéré comme un des rouages importants dans le mécanisme pathogénique de certaines énurésies essentielles et que le rôle du *rêve mictionnel* est à la base de la théorie psychique de Janet.

Trousseau consacre l'une de ses leçons cliniques à l'incontinence nocturne d'urine. Pour lui, il s'agit là d'une manifestation de l'hérédité névropathique. La cause prochaine, la cause organique de cette névrose est une *irritabilité* excessive de la vessie. « En définitive, dit-il, c'est cet excès d'irritabilité et de tonicité des fibres musculaires de la vessie qui est la cause immédiate de l'incontinence ». Et il recommande la belladone comme l'arme thérapeutique la plus puissante pour lutter contre cette affection.

Nous verrons que cette *hypertonie* de la musculature vésicale est aujourd'hui considérée comme le trouble fonctionnel caractéristique d'un type fréquent d'incontinence essentielle.

Il paraissait logique d'expliquer les mictions involontaires par un défaut de contractibilité du sphincter uréthral. Guyon, dans le *Journal de Médecine et de Chirurgie pratiques*, admet que cette *atomie* du sphincter est la cause ordinaire de l'incontinence. Il semble cependant résulter des cathétérismes nombreux pratiqués par Guinon et des expériences récentes d'André Collin, que la valeur du sphincter n'est pas diminuée chez la majorité des incontinents. L'urèthre membraneux offre une résistance normale à l'exploration par la sonde et, sur un ordre parlé, ces incontinents peuvent arrêter ou reprendre leur miction.

S'il paraît démontré que le sphincter se contracte avec sa vigueur normale, il n'en est pas moins vrai qu'il se contracte insuffisamment pendant la nuit, puisqu'il laisse passer l'urine. En réalité, il oublie de se contracter, exactement il ne reçoit pas l'ordre de se contracter des centres nerveux qui président au contrôle de la miction.

Guinon l'a bien établi dans sa thèse et dans le traité des maladies de l'enfance de Grancher et Comby. Après avoir signalé les relations étroites de parenté de l'incontinence avec les autres manifestations du nervosisme et de la dégénérescence psychopathique, il montre que l'incontinence résulte d'un mauvais fonctionnement du système nerveux. « La contraction du sphincter uréthral qui empêche l'évacuation de la vessie quand celle-ci est incitée à se contracter, est sous la dépendance de la volonté. Mais cet acte est tellement habituel chez l'homme civilisé habitué à ajourner la satisfaction d'un besoin naturel, qu'il devient réflexe. Pendant le sommeil, la vessie se contracte aussi quand son contenu a atteint une certaine tension variable pour chaque sujet. Mais, par un acte inconscient, la contraction du sphincter s'oppose à l'émission.

Chez l'enfant incontinent ce reflexe fait défaut, car l'inconscient sommeille trop profondément pour accomplir cet acte. »

Disparition d'un *réflexe de nature automatique acquis par l'éducation*, sous l'influence de l'*hypersomnie*, tel est le mécanisme pathogénique qui préside, nous allons le voir, à certains types d'énurésie essentielle récemment individualisés.

Nous avons vu que, pour d'autres, le fait essentiel était une hypertonie de la musculature vésicale. Cette hypertonie est la traduction dit-on, d'un état névropathique. Mais n'est-elle qu'une manifestation isolée de cet état ou bien est-elle habituellement associée à d'autres symptômes morbides de même ordre ? Il faut attendre la communication fondamentale de Dupré en 1907, sur le syndrome de *débilité motrice d'inhibition* pour que l'hypertonie vésicale rattachée à ce syndrome acquiert, de ce fait, la plus grande valeur pathogénique.

Déjà Freud, en 1893, avait mentionné chez la moitié des incontinents une contracture des muscles adducteurs de la cuisse rappelant la raideur du tabes spasmodique. Rapprochant ces deux faits, l'hypertonie de la musculature des membres inférieurs et l'incontinence d'urine, il en avait conclu que cette dernière, la miction involontaire, était due à l'exagération du tonus vésical.

C'est Merklen qui, le premier, s'appliqua à étudier les rapports de l'énurésie et de la débilité motrice. Constatant la fréquence de l'énurésie chez les débiles moteurs (37 %) et celle encore plus grande (69 %) de la débilité motrice chez les énurésiques, il est conduit à distraire du groupe de l'énurésie essentielle le type spécial de l'*énurésie hypogénésique*. « L'énurésie et les symptômes de débilité motrice sont des manifestations concomitantes, ceux-ci dans le domaine de la vie de relation, celle-là dans le domaine de la vie végétative, d'une hypogénésie du système pyramidal dont

— 15 —

l'infériorité anatomique ou fonctionnelle entrave la faculté d'inhibition volontaire. » Le caractère uniquement nocturne des mictions s'explique par ce fait que l'inhibition volontaire, déjà difficile pendant l'état de veille, ainsi que le traduit la pollakiurie diurne, est totalement suspendue pendant la nuit, en raison du sommeil profond.

Nous *retrouvons encore ici l'influence de l'hypersomnie* associant cette fois ses effets sur les centres corticaux aux altérations prépondérantes de la grande voie motrice cortico-médullaire.

Il semble que l'hypersomnie puisse être incriminée à l'exclusion de tout autre facteur important dans certains cas d'incontinence nocturne d'urine qui correspondent à un type clinique particulier bien individualisé par A. Collin, sous le nom de *forme digestive* de l'énurésie essentielle.

Nous avons vu avec Guinon comment la contraction du sphincter uréthral qui se fait à la faveur d'un réflexe éduqué pendant le sommeil normal, pouvait disparaître dans le sommeil profond quand ce réflexe vient à être supprimé.

A. Collin, dans un article capital de la *Gazette des Hôpitaux* et dans la thèse de Gourvitch-Schmerling, insiste à nouveau sur l'importance des *modifications du sommeil*, dans l'énurésie essentielle. Il montre tout d'abord que le sommeil a des effets électifs : les fonctions psychiques sont par lui touchées au maximum ; au contraire, les fonctions de la vie végétative sont à peu près respectées. Remarquons, toutefois, que ces deux ordres de fonctions ne sont pas absolument indépendants l'un de l'autre. On admet aujourd'hui, en effet, qu'aucun organe n'échappe à l'influence cérébrale (Morat) et qu'il n'existe pas d'autonomie des systèmes grand sympathique et cérébro-spinal. Il est vrai que, pour la plupart des fonctions végétatives, tout se passe pendant le sommeil, comme si le cerveau était absent ;

ces fonctions s'exercent grâce à un système de réflexes très simples, uniquement médullaires et qui existent dès la naissance. Pour ce qui est de la miction, par contre, une certaine vigilance s'exerce grâce à l'existence d'un reflexe plus compliqué, qui, contrairement aux précédents, n'existe pas chez le nouveau-né et qui s'acquiert progressivement par l'*éducation*. « Le fait, dit Collin, d'opposer dans la journée un véto au besoin d'uriner, est le resultat d'une éducation que l'enfant acquiert plus ou moins tôt et plus ou moins facilement et qui, au début de sa vie, a nécessité un effort de volonté devenu de plus en plus facile et de plus en plus automatique par la suite, mais qui demande cependant un travail intellectuel que l'habitude a rendu à peu près inconscient. »

Le sommeil profond détruit ce réflexe du contrôle mictionnel et fait apparaître l'incontinence.

Cette hypersomnie n'est pas une appréciation vague, et Collin montre comment elle peut être en quelque sorte mesurée. En prenant pour unité de mesure les trois excitations visuelle, tactile et auditive ci-dessous indiquées (1), on peut se rendre compte que chez les énurésiques le réveil ne se produit qu'à la huitième ou neuvième répétition des excitations et que, dans ces cas où le réveil est difficile, le réflexe cutané abodominal fait presque toujours défaut, ainsi que l'avait déjà montré Rosenbach.

Chez certains énurésiques, le sommeil profond est un véritable sommeil *pathologique*. Il s'observe chez des enfants qui

(1) 1º Projection de la lumière d'une lampe électrique de poche parallèlement à l'axe visuel de l'enfant et à un travers de main du visage ;

2º Attouchement du doigt sur le front ;

3º Coup de sifflet ayant pour tous la même intensité (Collin).

présentent des troubles digestifs divers, le plus souvent d'origine hépatique et semble relever d'une action directe et spéciale exercée sur des centres nerveux par des toxines d'origine alimentaire. Il est, en somme, comparable à d'autres sommeils toxiques comme celui dû à l'alcool chez l'homme ivre ou celui produit par le chloroforme ou l'éther à la période d'anesthésie confirmée. Cette hypersomnie, véritable trouble lésionnel intermédiaire entre le symptôme et la maladie, entre l'intoxication digestive qui la provoque et l'incontinence qu'elle détermine, permet à Collin d'isoler du groupe nosographique d'attente que représente l'énurésie essentielle, la *forme digestive* de l'énurésie jusque-là insoupçonnée.

Si la profondeur du sommeil est dans cette forme, l'élément pathogénique primordial, on ne saurait tenir pour négligeable cependant le rôle des causes locales : le phimosis, la vulvite, l'oxyurase, la réaction acide de l'urine sont autant de causes d'appel et d'adjuvants puissants à la production de l'incontinence, et la suppression de ces facteurs pathologiques a été suivie parfois, mais non toujours, d'heureux effets sur les mictions involontaires.

Chez d'autres énurésiques, l'hypersomnie n'est que la *prolongation anormale du sommeil spécial au nourrisson*. Chez ce dernier, le sommeil, on le sait, est physiologiquement profond. Il s'agit de sujets qui ont une hérédité névropathique ou similaire, qui ont eu du retard dans leur développement et chez lesquels on trouve l'une des parties constituantes du *syndrome* infantile isolé par Lesage et Collin : signe de Babinski et exagération des réflexes, résistance à la fatigue. « Chez eux, dit Collin, l'incontinence d'urine offre le *type infantile prolongé*. »

Cette forme doit être rapprochée de l'énurésie hypogénésique de Merklen.

Le mécanisme de production en est sans doute complexe. L'hypersomnie n'est pas seule en cause ; il y a en plus évidemment absence d'éducation du réflexe de contrôle de la miction, et l'arrêt de développement du faisceau pyramidal est, comme nous l'avons vu, un facteur pathogénique de premier ordre.

A ces sujets énurésiques pour qui le sommeil profond, qu'il soit de nature pathologique ou qu'il soit la persistance anormale d'un état physiologique, est la cause principale de leur infirmité, Collin oppose d'autres énurésiques chez lesquels, au contraire, le sommeil est remarquablement léger, et semble modifié par une émotivité exagérée. C'est cette émotivité qui est responsable de l'énurésie chez ces derniers, et elle l'est au même titre que le sommeil profond chez les premiers, c'est-à-dire en rendant insuffisant le rôle inhibiteur du cerveau. Ces sujets présentent les signes de la *constitution émotive* de Dupré : exagération des réflexes tendineux, cutanés et pupillaires soumise à l'influence des facteurs psychiques — hyperesthésie sensitivo-sensorielle — déséquilibre des réactions vaso-motrices et sécrétoires — tendance au spasme des muscles lisses, « toute émotion sensibilise le système nerveux vis-à-vis des émotions ultérieures ».

Cette *forme émotive* de l'énurésie rappelle beaucoup la forme avec irritabilité vésicale exagérée des auteurs classiques. Il est probable, d'ailleurs, que l'émotivité agit pour créer l'incontinence par un mécanisme complexe où l'insuffisance du sphincter s'associe à l'hypertonie vésicale.

Il nous reste à signaler un type rare d'énurésie individualisé par Janet. Ce type repose sur les éléments suivants :

La pollakiurie : l'enfant a des mictions fréquentes et impérieuses pendant le jour ; il se rapproche en cela de l'enfant émotif ;

Le rêve mictionnel ; l'enfant est un hypocondriaque urinaire ;
il est sollicité par le besoin répété à penser souvent à la miction
non seulement pendant le jour, mais pendant la nuit, sous la
forme du *rêve* mictionnel ;

Le sommeil profond grâce auquel le rêve mictionnel n'aboutit
qu'à provoquer l'expulsion involontaire.

C'est l'incontinence d'*origine psychique* de Janet.

Tels sont les travaux fondamentaux qui, dans la littérature
médicale de ces cinquante dernières années, ont apporté les
contributions les plus importantes à l'étude de l'incontinence
d'urine essentielle.

Il en est d'autres qui, bien que n'offrant pas le même intérêt
pathogénique, ne sauraient toutefois être passés sous silence.

Les uns sont, en quelque sorte, des revues générales sur la
question. Le plus important est l'excellente monographie de
Courtade dans laquelle cet auteur oppose l'une à l'autre les
deux formes classiques d'énurésie essentielle :

La *forme atonique* bien étudiée par Guyon et caractérisée
par l'atonie du sphincter externe. L'incontinence survient
surtout pendant la nuit et coïncide avec un sommeil très
profond. Pendant le jour, les mictions sont normales, soit
comme quantité, soit comme fréquence. Cette forme survient
le plus souvent chez les jeunes garçons un peu apathiques. Nous
ajouterons que certains de ses caractères se retrouvent dans le
type digestif de l'énurésie essentielle isolé par Collin ;

La *forme avec irritabilité vésicale exagérée*, où l'on trouve à
l'exploration de l'urèthre membraneux une résistance normale
parfois un peu exagérée. Le sommeil, dans cette forme, est
moins lourd, coupé parfois de rêves mictionnels. Le petit
malade peut parfois se réveiller et uriner, ce qui n'arrive pas
dans la forme précédente. Pendant le jour, les mictions sont

souvent impérieuses. Cette forme s'observe surtout chez les petites filles et les enfants à tempérament nerveux.

Les autres travaux se rattachent à ceux précédemment étudiés parce qu'ils ne mentionnent que des causes ou des mécanismes déjà invoqués ou décrits par les auteurs que nous avons nommés.

C'est ainsi que dans la thèse de Freydier (Lyon), le sommeil profond est signalé une fois de plus comme un élément essentiel de la pathogénie de l'énurésie.

C'est ainsi que dans la thèse de Carel, on lit que Desault incrimine, pour expliquer l'incontinence d'urine, la vigueur de la contraction vésicale, et que le professeur Jaboulay explique cette incontinence par une hypersensibilité du sympathique sacré aboutissant à une sorte d'hypertonie vésicale.

Faut-il rappeler aussi que Vandenbosche, dans un travail paru dans les Archives de médecine militaire, distingue : l'incontinence par excitabilité du centre vésical de la moelle ou *incontinence-spasme* qui n'est autre que l'incontinence avec irritabilité exagérée de la vessie, des auteurs classiques, et l'incontinence d'origine psychique liée à une idée fixe et à une auto-suggestion ou *incontinence-tic* que l'esprit rapproche immédiatement de l'incontinence d'origine psychique de Janet.

Quelques travaux doivent encore être cités, parce qu'ils manifestent une tendance très spéciale de leurs auteurs. Ceux-ci attribuent une action prépondérante sinon exclusive, dans la pathogénie de l'énurésie essentielle à certaines causes locales agissant directement ou par voie réflexe sur l'appareil urinaire : phimosis, vulvite, oxyurase (Jacquemin), hyperacidité des urines due à une élimination urique ou uratique excessive chez des enfants lithiasiques uricémiques à hérédité arthritique. (Townend, Lawrence, Clemens, Carrière et Caudron, Lewis, Smith). Nous avons vu comment il fallait interpréter le rôle de

ces différents facteurs, qui n'interviennent qu'à titre d'adju·
vants plus ou moins puissants des causes générales de terrain
ou d'intoxication.

Une théorie originale mérite enfin d'être signalée : c'est celle
de Rochet et Jourdanet qui fixent l'origine de l'incontinence
dans un spasme de l'urèthre postérieur. L'émission d'urine
mériterait bien alors le qualificatif d'incontinence. Il s'agirait
d'une véritable *incontinence par regorgement* consécutive à :
une rétention complète dès lors nocturne et diurne à la fois, ou à
une rétention incomplète si le spasme uréthral interrompt la
miction. Cette variété dépendrait d'une tare névropathique.
Elle doit être rapprochée de la forme classique avec irritabilité
vésicale exagérée. Mais le spasme, au lieu d'atteindre la vessie,
se localiserait au sphincter uréthral, entraînant l'incontinence
par un mécanisme particulier.

Rappelons que, pour Hertoghe, l'énurésie essentielle serait
souvent une manifestation d'hypothyroïdie. Nous verrons plus
loin ce qu'il faut penser de cette opinion.

ÉTAT ACTUEL DE LA QUESTION

A la suite de l'étude analytique et comparée de ces différents travaux, il est possible de mettre en évidence les caractères fondamentaux de l'énurésie essentielle dans une description synthétique qui répondra en quelque sorte à la conception que l'on peut se faire actuellement de cette affection.

LES DIFFÉRENTES CAUSES DE L'ÉNURÉSIE ESSENTIELLE

Après les démembrements successifs dont elle a été l'objet, l'incontinence d'urine essentielle n'a plus comme entité pathologique qu'une valeur purement historique. Elle doit être aujourd'hui considérée comme un syndrome morbide dont la plupart, sinon la totalité des causes, sont maintenant connues. Elles agissent soit isolément, soit le plus souvent associées suivant des mécanismes plus ou moins complexes.

L'énurésie essentielle se développe dans la plupart des cas sur un *terrain névropathique*. Les tares nerveuses que l'on découvre chez les incontinents sont d'essence très variable : hérédité similaire, constitution émotive, syndrome de débilité motrice d'inhibition, psychopathie à type d'idée fixe.

Les causes locales qui sont parfois rencontrées chez ces sujets ne jouent jamais qu'un rôle *occasionnel*.

Suivant que l'influence névropathique est plus ou moins marquée, il est possible de distinguer deux types principaux d'incontinence d'urine essentielle :

Dans l'une, l'influence névropathique est au *minimum*. Elle peut se traduire par un simple retard dans l'éducation du réflexe de contrôle de la miction. C'est la venue du sommeil et surtout sa *profondeur* qui semblent créer ici l'incontinence. Il en est ainsi dans la *forme digestive* de l'énurésie essentielle décrite par Collin ;

Dans l'autre, les tares névropathiques sont *évidentes*. Il s'agit soit d'une débilité motrice d'inhibition, soit d'une émotivité constitutionnelle exagérée, soit enfin d'une psychopathie à type d'idée fixe autour de la miction involontaire (psychopathie urinaire). Ces causes agissent soit isolément : c'est le cas pour Collin de la *constitution émotive* — soit en associant leur action à celle du sommeil profond : c'est ce qui a lieu dans l'*énurésie hypogénésique* de Merklen — et dans l'*énurésie d'origine psychique* de Janet.

MÉCANISME PATHOGÉNIQUE OU PHYSIO-PATHOLOGIE
DE L'ÉNURÉSIE ESSENTIELLE

Nous avons vu au cours de l'étude historique de l'énurésie essentielle, quelques particularités des mécanismes empruntés par ces différentes causes pour déterminer l'incontinence. Pour en saisir tous les rouages, pour connaître en somme la physio-pathologie de l'énurèse, il est nécessaire auparavant d'examiner la physiologie normale de la miction, spécialement du contrôle de la miction.

La miction est un acte physiologique complexe que certains auteurs comme Guyon, Courtade, n'ont jamais pu arriver à produire expérimentalement par l'électrisation des parois vésicales. Schématiquement, elle est le résultat d'une association fonctionnelle entre les contractions vésicales et le relâchement du sphincter uréthral, c'est-à-dire de deux actions musculaires opposées. La vessie entre en contraction dès qu'elle est distendue par une quantité suffisante d'urine, en moyenne 250 à 500 cmc. chez l'adulte. Cette urine, sous la pression que lui communique la contraction vésicale, franchit facilement le col de la vessie. Le sphincter lisse, par sa tonicité musculaire purement passive, n'offre pas une résistance sérieuse à la pression urinaire. Il n'en est pas de même du sphincter uréthral, qui oppose aux sollicitations pressantes de l'urine la puissance de sa contraction volontaire. Pour que l'urine passe et que la miction se produise, il est nécessaire que ce muscle reçoive du cerveau l'ordre de relâcher ses fibres.

Dans le sommeil normal « tout concorde, comme le dit Collin, pour rendre l'émission d'urine moins impérieuse ». Cela tient à la diminution des urines, à l'augmentation des sueurs, et sutout, comme l'a montré Mosso, à ce que la vessie a moins de tonicité et se laisse plus facilement distendre. Si cependant la distension de la vessie par l'urine devient trop considérable, les contractions vésicales se réveillent et l'urine vient solliciter le sphincter pour qu'il lui livre passage. C'est alors qu'intervient le réflexe éduqué qui préside au contrôle de la miction et dont l'effet est d'opposer la contraction du sphincter aux sollicitations de l'urine.

Dans le *sommeil profond ce réflexe disparaît* si bien que l'urine ne trouve plus de résistance de la part du sphincter uréthral endormi. La sentinelle ne veille plus. Ce muscle résiste uniquement d'une manière passive grâce à sa tonicité, comme le sphincter lisse. L'urine franchira d'autant plus facilement ces deux obstacles que la pression à laquelle elle se trouve est plus forte. Or la valeur de cette pression traduit l'*importance de la contraction vésicale*. Il est dès lors facile de comprendre pourquoi la vessie hypertonique de l'émotif ou du débile moteur, qui se contracte sur la plus légère masse d'urine, se vide avec autant de fréquence et de rapidité, pourquoi l'incontinence chez ces sujets est de toutes les nuits (Collin). Au contraire, lorsque cet excès de contractilité vésicale fait défaut et que l'incontinence se produit seulement à la faveur du sommeil profond, l'énurésie ne survient pas avec la même fatalité ; elle est intermittente, comme l'a montré Collin, pour la forme digestive de l'énurésie.

Nous résumons dans le tableau suivant les causes principales de l'incontinence d'urine dite essentielle et les divers mécanismes suivant lesquels ces causes exercent leur action.

I. — INFLUENCE DU TERRAIN NÉVROPATHIQUE : très variable. Mais peut être incriminée dans presque tous les cas d'incontinence. « Le fait, dit Collin, d'avoir un réflexe mal éduqué, implique une tare nerveuse si légère soit-elle. »

II. — RÔLE DES CAUSES LOCALES : secondaire. Le phimosis, les oxyures, l'onanisme jouent le rôle de points d'appel et sont seulement des adjuvants des causes générales.

III. — CAUSES GÉNÉRALES. Permettent de distinguer deux grands types d'incontinence d'urine essentielle.

CAUSES		MÉCANISME
1° *Premier type :* Les tares nerveuses sont absentes ou minimes. Le point de départ de l'énurésie est une intoxication d'origine alimentaire. C'est la *forme digestive de l'énurésie* de A. Collin.		L'énurésie se produit à la faveur d'un *sommeil profond.* qui supprime la réflexe de contrôle de la miction; dès lors le sphincter ne se contracte pas et n'oppose plus d'obstacle au passage de l'urine.
2° *Deuxième type :* Les tares nerveuses sont prépondérantes et suffisent à expliquer l'énurésie, soit qu'elles soient seules en cause, soit qu'elles reçoivent l'appui d'autres facteurs.	Il y a *syndrome de débilité motrice d'inhibition* de Dupré. L'énurésie offre le *type hypogénésique* (P. Merklen) ou *infantile prolongé* (A. Collin).	L'énurésie se produit grâce à l'*hypertonie vésicale* permanente. qui triompfe pendant le sommeil de la contraction du sphincter uréthral. Celle-ci d'ailleurs est le plus souvent affaiblie, soit que le réflexe qui la produit ait disparu (*sommeil profond*, Merklen), soit qu'il soit *mal éduqué* (Collin).
	Il y a *émotivité exagérée :* on trouve un ou plusieurs des signes de la *constitution* émotive de Dupré. Ces cas répondent à la *forme émotive* de Collin, la forme avec *irritabilité vésicale exagérée* des auteurs classiques.	L'énurésie se produit par le même mécanisme que dans le sommeil profond : *l'émotivité rendant insuffisant le rôle inhibiteur du cerveau,* la miction n'est plus contrôlée (Collin). Ce mécanisme s'exerce sans doute à la faveur d'une *irritabilité vésicale exagérée* (classiques).
	Il y a *psychopatie urinaire.* On a affaire à l'*énurésie d'origine psychique* de Jannet.	L'énurésie se produit grâce à l'association de ces deux facteurs : le *rêve mictionnel* et le *sommeil profond.*

Ainsi, dans la conception actuelle de l'énurésie essentielle, telle qu'elle résulte des recherches pathogéniques les plus récentes, ce type d'incontinence reconnaît à l'origine deux causes principales : une lésion névropathique d'essence variable, une intoxication à point de départ spécial.

Si parmi les énurésies d'origine nerveuse, l'énurésie hypogénésique représente la variété la plus fréquente et la mieux individualisée, il reste cependant que son intérêt clinique est d'ordre purement diagnostique. En effet, au point de vue thérapeutique, ce qui caractérise cette forme et ce qui la distingue de l'énurésie par intoxication digestive, c'est qu'elle fait échec à tous les traitements. Ce n'est pas à dire que les médications très diverses recommandées n'aient jamais été suivies de succès. Mais comme le fait judicieusement remarquer Collin, ces médications ont eu quelque efficacité lorsqu'elles ont été employées à un âge (8-10 ans) où la guérison s'établit en général d'elle-même.

Dans la forme digestive de l'énurésie au contraire, la thérapeutique qui se recommande de la pathogénie aboutit toujours à d'heureux résultats. Elle est si constante dans ses effets que lorsqu'on peut avoir quelque doute sur la nature de l'énurésie en cause, son application permet de porter un diagnostic étiologique en confirmant ainsi le vieil adage classique : « naturam morborum ostendunt curationes ».

ÉTUDE PATHOGÉNIQUE de la FORME DIGESTIVE de l'ÉNURÉSIE ESSENTIELLE ROLE de l'INSUFFISANCE HÉPATIQUE

C'est de cette forme de l'énurésie essentielle que nous allons nous occuper, nous efforçant d'en préciser le mécanisme pathogénique.

L'*intoxication alimentaire* est à la base de ce type d'incontinence, mais elle ne saurait exercer ses effets qu'à la faveur d'un certain degré d'*insuffisance hépatique*, telle est la proposition que nous essaierons de démontrer au cours de ce travail. Le foie déficient dans sa fonction antitoxique, laisse pénétrer dans l'organisme les toxines d'origine digestive qu'il est chargé d'arrêter ou de transformer.

La cause même de cette insuffisance glandulaire est sans doute très variable. Il est possible que, dans certains cas, une alimentation précocement vicieuse entraîne cet état de déficience par une sorte de surmenage de la cellule hépatique. Il peut s'agir dans d'autres cas d'une véritable débilité congénitale du foie reconnaissant les mêmes facteurs que ceux de la débilité rénale. Enfin, dans des cas plus rares, c'est à une maladie infectieuse du jeune âge qu'on peut faire remonter l'origine du déficit fonctionnel. Ce sont d'ailleurs des point sur lesquels nous reviendrons.

Si la lésion hépatique est l'élement essentiel dans le mécanisme pathogénique de l'incontinence d'urine d'origine digestive, il est un autre facteur dont l'action s'ajoute habituellement a celle du précédent : c'est le *facteur névropathique*. Si le premier nous explique le pourquoi de l'incontinence, le second nous rend compte du comment. Celui-ci représente la cause prochaine, immédiate du syndrome, celui-là en est la cause initiale à laquelle d'ailleurs on ne pense pas toujours à remonter.

L'importance de ce facteur névropathique est au surplus très variable. Le plus souvent, il est très léger et consiste simplement, comme l'a montré Collin, dans une mauvaise éducation du réflexe qui contrôle la miction. Mais parfois il apparaît avec une netteté qui peut faire égarer le diagnostic vers l'existence d'une énurésie d'origine nerveuse. C'est ainsi que nous avons pu observer la forme digestive de l'énurésie chez des débiles moteurs, des émotifs constitutionnels des psychopathes urinaires.

La pathogénie de l'incontinence d'urine d'origine digestive ne se résume pas toujours dans l'intervention de ces deux facteurs dont l'importance réciproque s'établit parfois suivant un véritable balancement.

Il peut arriver qu'à l'origine de ce type d'incontinence, collaborent d'autres facteurs dont le rôle a été jusqu'ici tenu le plus souvent pour négligeable ou mal élucidé.

Nous avons pu noter ainsi dans un cas, l'influence surajoutée de la *fatigue* et dans un autre celle d'une *hypothyroïdie* manifeste. Ce que nous savons aujourd'hui de la physiologie des glandes endocrines, en particulier de synergies glandulaires, nous autorise à penser que dans ce dernier cas, la glande thyroïde déficiente ne fournissait plus au foie l'hormone excitante de sa vitalité et de sa sécrétion. L'insuffisance hépatique dont la cause est souvent difficile à établir relevait donc ic. directement d'une insuffisance thyroïdienne.

Nous sommes ainsi amenés à distinguer différents types d'énurésie d'origine digestive :

Un *type pur*, dans lequel les tares névropathiques sont minimes ;

Un *type mixte* dans lequel les tares névropathiques sont manifestes. Ce type établit la transition entre le précédent et l'énurésie d'origine purement nerveuse ;

Un *type complexe* où divers facteurs joignent leur action à celle de l'insuffisance hépatique.

La Fonction Générale anti-toxique du Foie

Il est superflu d'insister après tant d'autres sur le rôle considérable que joue le foie dans l'organisme. Cet organe aux cent fonctions diverses contribue pour une part importante à assurer l'état d'équilibre qui constitue la santé, mais inversement, en raison du nombre et de la diversité de ses fonctions, il est l'un de ceux qui sont le plus souvent touchés par les agents morbifiques, toxiques ou infectieux, si bien que dans un grand nombre d'affections, le pronostic est habituellement subordonné à l'intégrité fonctionnelle de la cellule hépatique. En raison aussi de l'étendue de ces fonctions, des symptômes plus ou moins inexplicables ou sans rapport apparent avec une altération de cet organe en relèvent au contraire plus ou moins directement. C'est ce que Collin a établi pour l'incontinence d'urine essentielle, en montrant que dans certains cas, celle-ci était sous la dépendance de troubles digestifs presque toujours révélateurs, nous le verrons, d'une insuffisance hépatique légère.

On a tenté d'établir une classification de ces fonctions multiples en distinguant dans le foie une glande à sécrétion externe assurant la fonction biliaire et une glande à sécrétion interne assurant l'ensemble des fonctions dites de nutrition. Outre que cette classification est purement théorique et discutable au point de vue de la terminologie, car si l'on admet l'expression de glande à sécrétion interne, il faut reconnaître que cette sécrétion interne est pour le foie d'un type particulier bien différent du type habituel de sécrétion des glandes vasculaires sanguines, elle ne semble pas tenir suffisamment compte d'une des fonctions les plus importantes du foie, la fonction antitoxique qui, précisément, paraît déficiente dans le cas pathologique qui nous occupe.

Certes, il est assez difficile de se faire une idée exacte de cette fonction qui a un caractère *très général*, étant donné la variété considérable de substances sur lesquelles elle est appelée à porter son action.

Cependant, parmi ces substances si différentes dans leur origine et leur nature, on peut au moins en distinguer deux grandes catégories :

La première comprend diverses substances qui sont introduites dans l'organisme *accidentellement* au cours d'une *intoxication endogène* ou *exogène* : ce sont des sels minéraux ou des produits organiques variés, alcools, alcaloïdes, toxines microbiennes ;

La seconde comprend de véritables *poisons alimentaires* qui se forment *quotidiennement* au niveau de l'intestin et qui résultent principalement de la désintégration des matières protéiques.

1° LA FONCTION ANTITOXIQUE PROPREMENT DITE

On ignore à peu près tout de l'action du foie sur les substances de la première catégorie. On ne sait si ces substances sont simplement retenues et fixées dans le tissu hépatique ou bien si elles s'y transforment en partie.

On ne saurait donc explorer la fonction antitoxique du foie dans ce domaine particulier que par des méthodes *indirectes*. Celles-ci sont toutes basées sur le même principe : on introduit dans l'organisme par voie buccale ou sous-cutanée différentes substances étrangères colorées ou volatiles que l'on retrouve ensuite plus ou moins rapidement et plus ou moins complètement dans l'urine, les fèces ou les gaz expirés suivant que le foie est plus ou moins déficient.

Elles comprennent :

L'épreuve de la glaucurie intermittente et l'épreuve modifiée de Roch, de Genève ;

L'épreuve de la phtaléine tétrachlorée proposée par Abel et Rowntree ;

L'épreuve de l'hydrogène sulfuré, de Roger.

Ces épreuves ne sont pas toujours concluantes. Elles donnent parfois des résultats infidèles ou douteux.

2° LA FONCTION ANTITOXIQUE ENVISAGÉE COMME FONCTION COMPLÉMENTAIRE DE LA FONCTION NUTRITIVE, SPÉCIALEMENT DE LA FONCTION PROTÉIQUE

On est beaucoup mieux renseigné sur le mode de défense du foie contre les substances de la deuxième catégorie. La fonction antitoxique du foie apparaît ici comme *inséparable des fonctions nutritives*. Elle en est comme la fonction complémentaire. Nous verrons, en effet, qu'elle est intimement liée à la fonction glycogénique d'une part, à la fonction uréopoiétique d'autre part. En même temps que le foie livre au milieu sanguin la glycose et les produits ultimes de la désintégration des matières albuminoïdes qui serviront à la nutrition des tissus, il empêche qu'y soient déversés les produits intermédiaires de ce processus de désintégration, qui seraient nocifs pour l'organisme. Il apparaît ainsi comme l'intermédiaire obligé entre le milieu intestinal et le milieu humoral. *Agent régulateur de la nutrition, doué en même temps de hautes propriétés antitoxiques*, voilà le double aspect sous lequel se présente la glande hépatique en tant que glande à sécrétion interne. Il convient de remarquer que ces deux fonctions s'exercent au sein même du tissu hépatique, grâce à des actes complexes de *fixation*, de *transformation*, de *conjugaison* et ne se traduisent pas dans le sang par un acte de sécrétion proprement dite.

L'étude de ce triple mécanisme physiologique permet de comprendre par quelles méthodes d'exploration se peut déceler le déficit de cette double fonction.

LA DÉSINTÉGRATION AU NIVEAU DU TUBE DIGESTIF DES MATIÈRES ALBUMINOÏDES

Les matériaux protéiques de l'alimentation, après avoir subi dans l'estomac l'action de la pepsine et avoir été réduits de ce fait à l'état d'*albumoses* et de *peptones*, sont désintégrés au niveau de l'intestin grêle en produits encore plus simples, grâce à l'intervention combinée de deux ferments : l'un d'origine pancréatique, la *trypsine*, l'autre d'origine intestinale, l'*érepsine*, découverte par Conheim en 1901. Ces produits, qui ne donnent plus la réaction du biuret, sont les *acides animés :* leucine,

tyrosine, tryptophane et les *acides diaminés* ou *bases hexoni-
ques* : la lysine, l'arginine, l'histidine. Seuls, d'après Abder-
halden et ses élèves, les amino-acides sont capables de tra-
verser la muqueuse intestinale et de pénétrer dans le sang
portal. Cependant, les expériences de Nolf établissent que les
albumoses et les peptones peuvent également franchir la barrière intestinale. Ce passage d'albumines, imparfaitement désintégrées, se produirait surtout pendant les deux premières heures
de la digestion. Normalement, il se ferait en assez faible quantité. Mais, dans certaines affections du tube digestif s'accompa-
gnant de lésions de la muqueuse intestinale, la résorption des
matières albuminoïdes en voie de désintégration peut être très
importante. Ces cas réalisent la *peptonurie entérogène*, de
Maixner, qui, cependant ne peut se manifester qu'à la faveur
d'une insuffisance hépatique concomitante.

Les amino-acides, dont le taux élevé traduit la perfection de
la digestion intestinale, sont attaqués dans l'intestin par la flore
bactérienne qui s'y trouve normalement. Ils donnent naissance
à des produits de décomposition d'une nature spéciale dits
corps aromatiques. La tyrosine engendre des phénols, le tryptophane engendre l'indol. Quant au scatol qui se développe
également sous l'influence de cette fermentation microbienne,
c'est un homologue supérieur de l'indol. La majeure partie de
l'indol est éliminée par les fèces. Le reste est résorbé par la
muqueuse intestinale, puis transformé en indoxyle et c'est sous
cet état qu'il parvient au foie. On a pu dire que l'hyperindoxylurie traduisait l'intensité des fermentations bactériennes intestinales. Cela n'est vrai qu'en partie, car comme l'ont montré
Gilbert et Weill, l'hyperindoxylurie est souvent aussi un signe
d'insuffisance hépatique.

Les produits azotés charriés par le sang portal en période

digestive sont, en résumé, représentés pour la plus grande partie par des amino-acides et pour une faible partie par des albumoses, des peptones et des dérivés aromatiques.

LA FIXATION PAR LE FOIE DES PRODUITS RÉSULTANT DE LA DÉSINTÉGRATION AU NIVEAU DU TUBE DIGESTIF DES MATIÈRES ALBUMINOIDES
L'ÉPREUVE DE L'HÉMOCLASIE DIGESTIVE DE WIDAL

Tous ces produits sont toxiques à des degrés divers. Le premier acte du foie est de les arrêter. S'il fléchit à sa tâche, ces substances passeront dans la circulation générale et il en résultera des troubles variables pour l'organisme.

Widal et son école ont pu mettre en évidence cette *action d'arrêt* du foie sur les albumoses et les peptones. Ils ont ainsi établi la réalité d'un mode particulier de la fonction générale antitoxique, jusque-là seulement soupçonné des physiologistes et auquel ils ont donné le nom de *fonction protéopexique* du foie. L'épreuve fondamentale qui leur a permis de déceler le passage dans le sang de ces protéides de désintégration incomplète est basée sur la *réaction biologique dite des peptones*. « Lorsqu'on injecte brusquement dans la circulation d'un chien une certaine quantité de peptone commerciale qui est surtout un composé d'albumoses et de peptones, on détermine une crise vasculo-sanguine immédiate caractérisée essentiellement par de la leucopénie, par une chute de la pression artérielle et par des troubles de la coagulation ». Cette crise vasculo-sanguine, désignée par Widal sous le nom de *crise hémoclasique* », représente un réactif des plus sensibles de la présence de faibles quantités d'albumines hétérogènes dans un liquide déterminé », puisque l'injection de 0.005 ctgr. de peptone par kg. suffit chez l'animal pour la produire d'une façon régulière.

— 36 —

Ayant pratiqué sur un chien la dérivation du sang de la
veine porte dans la veine cave inférieure, Widal et ses élèves
établissent que, pendant les deux premières heures de la
digestion, le sang portal détermine la réaction hémoclasique.
Au contraire, celle-ci fait défaut avec le sang portal prélevé
à la fin de la digestion et qui contient principalement un
mélange d'acides aminés.

Ils concluent que si chez le chien normal soumis à un repas
carné, au moment où la veine porte contient des substances
capables de provoquer le choc hémoclasique, la circulation
générale n'en contient pas, c'est que le foie les a fixées ou
transformées.

La TRANSFORMATION PAR LE FOIE DES PRODUITS DE DÉSINTÉ-
GRATION INCOMPLÈTE DES SUBSTANCES ALBUMINOÏDES. La VALEUR
DE CETTE OPÉRATION ÉTUDIÉE PAR LES DIVERS RAPPORTS AZOTÉS.

Arrêtées au niveau du foie, toutes ces substances azotées
venues de l'intestin, plus ou moins dégradées et plus ou moins
toxiques, vont y subir des transformations variables avec leur
destinée ultérieure.

Les amino-acides représentent, nous l'avons vu, la forme
principale de désintégration sous laquelle arrivent au foie les
substances albuminoïdes.

Une faible partie pénètre dans le sang et va servir à la réparation des tissus. L'organisme n'a, en effet, qu'un besoin minimum d'albumines.

(Le minimum nécessaire était, d'après Lepicque, 1894, de 1 gr.
par kgr. de poids vif. — Les recherches de Chittenden, de New-
York, 1904, ont montré que ce chiffre était encore trop élevé et
pouvait être abaissé jusqu'à 0 fr. 80.

La physiologie de la nutrition azotée est très particulière et l'on peut dire que si le problème de la nutrition pour les hydrates de carbone et les graisses est d'ordre nettement *quantitatif*, pour les albuminoïdes il est surtout d'ordre *qualitatif*. Le besoin de l'organisme en azote n'est pas un besoin global, c'est un besoin de *corps parfaitement déterminés*. Les recherches les plus récentes à ce sujet ont établi, par exemple, que le tryptophane et la lysine représentent de véritables *substances spécifiques* analogues aux vitamines et dont la présence dans l'alimentation est absolument indispensable pour la croissance et le maintien de l'équilibre corporel. (Recherches de Thomas B. Osborne et Lafayette B. Mendel, deux physiologistes américains). Les amino-acides constituent « un matériel commun » d'où chaque organe extrait les matériaux nécessaires à la formation de ses albumines spécifiques. Les acides aminés non utilisés par les tissus reviennent au foie où ils subissent le sort des acides aminés qui y ont été retenus. Ainsi se trouve maintenu l'*équilibre* azoté de l'organisme. Une très faible proportion d'amino-acides est véritablement et définitivement retenu par le foie et sert à la reconstruction de son propre tissu.

La plus grande partie de ces corps représente un déchet qui doit être éliminé. Or, les amino-acides sont toxiques, bien qu'ils le soient beaucoup moins que les peptones (1). Le foie va les transformer en une substance dont la toxicité est relativement faible. Cette substance est l'*urée* qui constitue le produit final de décomposition des matières azotées. La *fonction uréopoiétique du foie est donc dans son essence même*

(1) (Nolf a montré que, pour produire une crise vasculo-sanguine avec les acides aminés, il fallait injecter à l'animal des doses considérables, supérieures à 0 gr. 50 par kgr. de poids).

une fonction antitoxique (Gley). L'uréopoièse s'effectue grâce
au mécanisme fondamental de la *désamination*. L'azote de la
molécule des acides aminés est séparée à l'état d'ammoniaque.
L'amino-acide devient dès lors un simple acide gras dont la
destinée se confond avec celle des graisses, c'est-à-dire qu'il
sera brûlé grâce à des oxydations successives. Quant à l'ammoniaque produite, elle va engendrer l'urée par synthèse et sera
éliminée rapidement. Cette désamination est peut-être le fait
de diastases. On a admis l'existence de trois sortes de ferments
solubles ayant trois actions chimiques différentes : oxydation,
hydrolyse, réduction. L'arginase qui agit spécifiquement sur
l'arginine par hydrolyse non seulement au niveau du foie,
mais aussi de l'intestin, srait le mieux connu de ces ferments
(Kossel et Dakin).

Il est facile de comprendre que le travail uréopoiétique du
foie sera d'autant plus voisin de la perfection que l'azote
urinaire comprendra plus d'azote uréique et moins d'azote
ammoniacal et aminé. L'*hyperammoniurie* et l'*hyperamino-
acidurie* sont deux signes d'insuffisance hépatique. Cependant,
l'ammoniaque et les acides aminés peuvent augmenter dans
les urines, en dehors d'un trouble fonctionnel du foie, lorsque
les albumines tissulaires viennent à se désintégrer en quantité
anormale. « De même qu'une hémolyse exagérée, dit Aubertin, peut produire de l'urobilinurie sans insuffisance hépatique, de même toutes proportions gardées, une désagrégation
tissulaire rapide peut amener dans les urines une augmentation d'ammoniaque ou d'acides aminés que le foie débordé
n'aura pu transformer en urée ». Les deux signes précédents,
pour être intéressants à rechercher, ne sont donc pas deux
signes certains d'un déficit dans l'uréopoièse. La connaissance
des rapports existant entre les différentes variétés d'azote

urinaire fournit, à ce point de vue, des indications beaucoup plus précises. D'ailleurs, d'une manière générale, l'utilité des *rapports urologiques* l'emporte sur celle des *facteurs* qui mesurent la grandeur absolue des excrétions urinaires, les derniers nous renscignent sur la *quantité*, alors que les rapports urologiques nous instruisent sur la *qualité* des échanges nutritifs. Cela est surtout vrai pour les rapports azotés. Le plus ancien de ces rapports est le *rapport azoturique ou coefficient d'utilisation azotée*. C'est le rapport $\frac{Az\,U}{Az\,T}$ de l'azote de l'urée à l'azote total du mélange des urines émises en 24 heures. Sa valeur normale moyenne chez l'adulte au régime mixte, est voisine de 82 p. 100. (81,29 % d'après les déterminations de Maillard, 82,3 d'après celles de Lambling). Chez un même individu passant d'un régime mixte à un régime fortement carné, le rapport azoturique prendrait, d'après Moreigne, des valeurs régulièrement croissantes jusqu'au moment où l'équilibre d'azote serait établi, c'est-à-dire vers le troisième jour du régime. Plus le travail de désintégration des matières albuminoïdes se rapproche de la perfection, moins il se forme de déchets intermédiaires et plus le rapport azoturique est voisin de l'unité. Toutefois, la valeur de ce rapport a été justement critiquée par MM. Maillard et Lanzenberg qui ont montré qu'il ne rendait pas un compte exact de l'uréogénie. En effet, le dénominateur azote total comprend une certaine forme d'azote (azote urique, azote créatinique) sans aucun rapport avec l'azote uréogène des protéines. Avec une uréogénie normale on peut constater la baisse du coefficient si l'urine élimine une plus grande quantité d'azote provenant de substances sur lesquelles le foie n'agit pas. C'est pour cette raison que Maillard proposa, en 1909, un nouveau rapport qui ne comprend plus que des éléments su

lesquels l'uréopoièse hépatique a son action. Au lieu de tenir compte de l'azote total dont une partie peut appartenir à des corps non uréifiables ou que le foie ne détruit pas, ce rapport n'intéresse que des éléments soumis à l'activité hépatique. Le *rapport ou coefficient d'imperfection uréogénique de Maillard*, s'établit ainsi : $\dfrac{\text{A z Ammoniacal}}{\text{A z Uréique} + \text{A z Ammoniacal}}$ Normalement, ce rapport chez un sujet au régime mixte, est de 6,58 %. Pendant le régime lacté, il tombe à 4,39 (Bouchez et Lambling). Il s'élève jusqu'à 7,8 dans les affections hépatiques de moyenne gravité, et peut monter jusqu'à 12 lorsque la déficience hépatique est considérable. Récemment, MM. Derrien et Clogne ont proposé un coefficient azoté urinaire qui se rapproche du précédent et qui a l'avantage d'être plus simple et plus pratique. Il s'inscrit de la façon suivante :
$\dfrac{\text{Azote formol}}{\text{Azote hypobromite}} \times 100.$ — L'azote formol donne l'azote ammoniacal, l'azote hypobromite, l'azote uréique plus l'azote ammoniacal en partie, plus l'azote aminé en partie. Sa valeur est sensiblement la même que celle du coefficient de Maillard. Comme lui, il varie avec le régime, mais pratiquement on peut tenir pour élevé tout coefficient de Derrien-Clogne qui dépasse 5 chez des malades au régime lacté, 6 chez ceux qui sont au petit régime ou au régime lacto-végétarien, et 7 environ pour les régimes ordinaires. Pour si grande que soit la valeur de ces rapports, ils ne mettent pas à l'abri d'une erreur possible et comportent une petite imperfection. Ces coefficients d'une part, peuvent s'élever non seulement par insuffisance uréogénique, mais aussi par obstacle à l'uréogénie, ce qui se voit dans l'acidose lorsque l'ammoniaque n'est plus uréifiable, étant fixé sur des acides organiques. Ces coefficients, d'autre part, comme l'a montré Bith, ne tiennent compte que de l'azote ammoniacal et de l'azote aminé. Or, il y a d'autres

produits azotés, tels que les polypeptides susceptibles de donner naissance à de l'urée. A ce point de vue, ces coefficients sont inférieurs au rapport azoturique.

LA CONJUGAISON PAR LE FOIE DE CERTAINES SUBSTANCES PROSÉIQUES : LA SULFO ET LA GLYCO-CONJUGAISON.

La transformation des substances azotées, plus ou moins nocives, non utilisées pour la nutrition des tissus en une substance inoffensive, l'urée, ce qui caractérise la fonction uréopoiétique du foie, n'est pas le seul mode d'action de cet organe dans son rôle de défenseur de l'organisme contre les matières albuminoïdes toxiques. Il est un autre mode d'action extrêmement important, que des travaux modernes ont peu à peu élucidé, qui ne doit pas s'adresser exclusivement aux matières protéiques d'origine digestive, mais qui doit s'exercer également sur d'autres substances de nature et d'origine très différentes. Ce mode particulier d'action, c'est la *conjugaison*. La cellule hépatique a la propriété de conjuguer des corps toxiques qui, le plus souvent, sont issus de l'intestin, soit avec le *soufre* en excès provenant de certaines matières albuminoïdes spéciales, soit avec un dérivé du glucose par oxydation, l'*acide glycuronique*, pour en faire des produits inoffensifs éliminables par le rein. On saisit, ici encore, les rapports intimes qui unissent la fonction antitoxique aux autres fonctions du foie, à la fonction protéique qui lui livre, pour la sulfo-conjugaison, le soufre résultant d'un amino-acide sulfuré, la cystine, à la fonction glycogénique qui lui fournit le sucre qui donnera l'acide glycuronique nécessaire à la glycuro-conjugaison. Déjà, en 1887, H. Roger avait noté un certain parallélisme entre l'énergie de l'action antitoxique du foie et la valeur de la fonction glycogénique mesurée par la richesse de l'organe en glycogène. Les composés qui résultent de cette sulfo-conjugaison et de cette glycuro-conjugaison, offrent d'étroits rapports entr'eux. Sauf de rares exceptions, les deux excrétions varient parallèlement et paraisser' dépendre surtout de l'intensité des fermentations putrides intestinales.

Le soufre qui sert à la sulfo-conjugaison subit, au niveau du foie, des oxydations successsives qui l'amènent à l'état d'acide sulfurique. Celui-ci se combine aux bases minérales et aux phénols ainsi qu'à l'indol venus de l'intestin après fermentation bactérienne de la tyrosine ou ou du tryptophane. Les phenyls et les indoxyl-sulfates ainsi formés, sont beaucoup moins toxiques pour l'organisme. Sulfates et phenyl-sulfates constituent ce que Robin appelle le *soufre neutre ou oxydé*. A l'état normal, le *rapport de Robin* du soufre oxydé au soufre total, est de 85 à 87. Celui de *P. Joly* du soufre non oxydé au soufre total, de 16 à 18. Tandis que le premier doit baisser, le second doit augmenter en cas d'insuffisance hépatique.

L'acide glycuronique, dérivé du glucose, est conjugué de la même façon que le soufre par la cellule hépatique avec divers corps toxiques. Il en résulte des composés glycuroniques assez comparables aux sulfo-conjugués. Leur source habituelle est la même : ce sont les corps aromatiques qui se produisent dans les fermentations bactériennes intestinales. Cependant, les composés glycuroniques peuvent encore se développer lorsqu'une substance toxique quelconque est introduite accidentellement dans l'organisme. C'est sur ce fait qu'est basé un procédé d'exploration de la fonction antitoxique du foie préconisé par MM. Roger et Chiray, l'épreuve de la *glycuronurie provoquée*. — Ces auteurs ont montré que l'inges-

tion de 1 gramme de camphre du Japon augmentait la glycuronurie normale de 0.01 à 0.08 en quatre heures environ et l'y
maintenait pendant 6 à 8 heures. La glycuronurie provoquée
augmente dans les cas où est excitée la vitalité de la cellule
hépatique, tandis qu'elle diminue dans le cas contraire.

L'étude détaillée de la fonction générale antitoxique du foie,
dont un déficit le plus souvent léger, est, nous le pensons, à
la base de certaines formes d'incontinence essentielle d'urine,
nous a conduit à embrasser presque toute la physiologie de
cet organe. On ne saurait, en effet, considérer d'une façon
isolée, les différentes fonctions du foie. Toutes sont intimement liées les unes aux autres, puisqu'elles représentent en
définitive les divers aspects d'une même activité cellulaire :
l'activité de la cellule hépatique. « Toutes ses réactions sont
connexes, dit Richet, si étroitement unies qu'on ne peut les
dissocier, de telle sorte que, par une synergie dont les êtres
vivants nous donnent si souvent l'étonnant exemple, la
fonction antitoxique est en même temps une accumulation de
réserves nutritives, une source de chaleur et une secrétion
digestive ». De même que l'intégrité de la cellule hépatique
assure le jeu normal de toutes les fonctions du foie, de même
les diverses lésions dont elle peut être le siège, entraînent
presque nécessairement une insuffisance fonctionnelle générale, si partielle que puisse paraître au premier abord la
déficience de la glande. Il est hasardeux, sans doute, de
conclure à l'existence d'une insuffisance du foie *dissocié* avant
d'avoir fait systématiquement toutes les explorations qui
renseignent sur l'ensemble de l'activité hépatique. Dans l'étude
de la fonction antitoxique par exemple, on ne saurait se
contenter des grossières épreuves de perméabilité, ni même
de l'hémoclasie digestive à ce point sensible que ses résultats,

considérés isolément, sont parfois d'une interprétation difficile. Il faut également consulter les diverses fonctions nutritives, interroger la fonction uréopoiétique qu'il est classique de
rattacher à la fonction protéique, mesurer le pouvoir glycu-
ronuro-formateur, dont la valeur n'est pas sans rapport avec
l'état de la fonction glycogénique. C'est là une nécessité qui se
comprend lorsqu'on a pris connaissance de la physiologie
générale de la glande hépatique et cette nécessité d'explorer
la totalité de l'activité cellulaire du foie, s'impose d'autant
plus que l'on a affaire à des insuffisances légères pour
lesquelles on peut concevoir que des troubles fonctionnels
existent sans lésions anatomiques.

L'insuffisance hépatique dans la forme digestive de l'énurésie essentielle

1° ELLE EST PARFOIS ÉVIDENTE CLINIQUEMENT

C'est, le plus souvent, d'insuffisance hépatique *légère* qu'il
s'agit dans l'incontinence d'urine d'origine digestive.

Cette insuffisance, cependant, n'échappe pas à l'observation
clinique attentive, et il suffit de se reporter à la description
qu'a donnée Collin de cette variété d'incontinence pour voir
que le mauvais fonctionnement du foie peut être incriminé
dans la plupart des cas.

Ce déficit fonctionnel ressort nettement de l'étude des antécédents et de l'examen clinique et son exisence est encore
mieux démontrée, semble-t-il, par les heureux résultats du
traitement.

Tout d'abord lorsqu'on interroge l'*hérédité* de ces sujets, il
n'est pas rare de constater l'existence, chez les ascendants,

d'une de ces tares morbides dont le trait commun est la localisation élective au niveau du foie. Ces sujets sont des *hérédo-alcooliques* ou des *hérédo-arthritiques* plus souvent encore que des hérédo-syphilitiques. La syphilis héréditaire donne lieu, en général, à des lésions trop étendues ou trop profondes. La débilité hépatique semble plutôt le fait de l'alcoolisme ou de l'arthritisme. Cet état de méiopragie, d'origine congénitale, peut d'ailleurs se rencontrer au niveau des autres organes, et les faits de débilité rénale, par exemple, sont aujourd'hui bien connus. Il est à peine besoin d'insister sur les effets immédiats et considérables de l'alcool sur le foie. Celui-ci, en protégeant l'organisme contre le poison, subit inévitablement ses premières et ses plus lourdes atteintes. Dès lors, n'est-il pas vraisemblable d'admettre qu'une tare organique aussi marquée puisse se transmettre chez les descendants sous la forme d'une fragilité spéciale de la cellule hépatique ? Quant à l'hérédo-arthritisme, le foie, comme le dit Lesage, en est « l'organe de prédilection » ; dans un état habituel d'hypo-fonctionnement, il passe de temps à autre, par des crises de suractivité fonctionnelle. Cet état de déficience hépatique s'associe généralement à une susceptibilité très particulière vis-à-vis de certains aliments. Ces deux attributs pathologiques expliquent la facilité et la fréquence avec laquelle éclatent, chez les arthritiques, les accidents d'intoxication d'origine digestive.

Lorsqu'on enquête sur le *genre de vie* de ces sujets, qu'ils soient ou non héréditairement frappés de débilité hépatique, il est un fait que l'on révèle d'une façon pour ainsi dire constante, c'est l'*hygiène alimentaire défectueuse* qui, lorsqu'elle est suffisamment précoce, entraîne un véritable surmenage du foie aboutissant à un moment donné à un certain degré d'insuffisance fonctionnelle. La même réponse est inva-

riablement fournie par les parents interrogés sur le mode
d'alimentation habituel de leurs enfants. « Ils mangent comme
nous », disent-ils ; c'est-à-dire qu'ils prennent de la viande
deux fois par jour, qu'ils boivent du vin à tous les repas et
souvent même entre les deux repas. En effet, comme le fait
remarquer Collin, ces sujets sont souvent pâles et malingres
par suite de leurs troubles digestifs ; ils ont en outre, croient
les parents, une faiblesse de vessie ; pour eux, le meilleur
moyen de remédier à ces différents maux, est de donner à
leurs enfants des fortifiants dont le vin rouge est le véhicule
habituel. De là un cercle vicieux qui n'a d'autre résultat que
de favoriser l'incontinence.

L'examen clinique révèle chez ces sujets différents symptômes dont :

Les uns traduisent *à l'évidence un mauvais état du foie*, et
dont les autres, d'origine *moins nettement hépatique*, sont
habituellement considérés comme de vagues troubles dyspeptiques.

Les premiers consistent : tantôt en une hypertrophie légère
du foie avec ou sans douleur à la pression, tantôt au contraire
en une diminution de volume de cet organe, telle parfois que
sans météorisme abdominal, on passe directement de la sonorité intestinale à la sonorité pulmonaire — en des éruptions
cutanées diverses, surtout urticariennes — en des débâcles
intestinales avec selles hypercolorées, véritables crises biliaires
alternant avec l'émission de matières habituellement blanches
ou à peine colorées.

L'autre symptomatologie est principalement représentée par
des crises de céphalée et de somnolence invincible accompa-
gnée de troubles vaso-moteurs se manifestant à l'occasion des
repas. Ces phénomènes d'ordre dyspeptique qui surviennent

au cours de la digestion, sont communément rapportés à des troubles de la motricité et de la réflectivité gastriques. En réalité, comme l'a montré Widal, ils relèvent du choc protéique et sont la conséquence d'une insuffisance protéopexique du foie.

L'épreuve du traitement, lorsqu'il peut persister quelque doute sur la nature des troubles digestifs observés et le point de départ de l'incontinence, vient en amenant leur disparition, fournir l'argument définitif. Il suffit de mettre ces sujets à un régime alimentaire rationnel et stimuler leurs fonctions hépatiques déficientes pour voir leur état général s'améliorer progressivement et l'énurèse cesser complètement.

2° Dans d'autres cas, l'insuffisance hépatique peut être mise en évidence par les diverses méthodes d'exploration fonctionnelle du foie

Si dans les cas habituels où l'énurésie semble relever uniquement d'une intoxication d'origine digestive, tant paraît minime l'importance des symptômes nerveux concomitants, l'insuffisance hépatique est, comme nous venons de le voir, facile à mettre en évidence par le seul examen clinique, dans des cas plus rares où l'énurésie apparaît au milieu d'un cadre de manifestations névropathiques importantes, il est naturel d'en rapporter exclusivement l'origine à une tare nerveuse et de négliger le rôle adjuvant d'une insuffisance hépatique qui ne s'exprime d'ailleurs que par des troubles dyspeptiques toujours légers. C'est dans ces cas où l'examen clinique peut conduire à un diagnostic étiologique incomplet qu'il faut avoir recours aux procédés d'exploration spéciaux qui permettront

— 48 —

de déceler l'appoint qu'apporte à la tare nerveuse une légère
déficience du foie.

Dans les formes typiques d'énurésie d'origine digestive, ces
procédés peuvent paraître superflus, car ils ne s'imposent pas
de la même façon. Ils permettent cependant de *prendre pour
ainsi dire sur le fait* le trouble fonctionnel responsable de tous
les accidents : troubles dyspeptiques, mauvais état général,
énurésie.

On ne saurait évidemment se contenter d'une seule méthode
d'exploration pour juger d'une façon définitive la valeur de la
fonction antitoxique du foie, puisqu'aussi bien celle-ci s'exerce
d'une façon multiple et puisque comme nous l'avons vu, elle
empiète sur presque toutes les autres fonctions hépatiques.
D'autre part, il n'existe pas de méthode suffisamment précise
pour qu'on puisse tenir compte d'une façon absolue de ses
résultats. C'est donc *l'ensemble des renseignements* fournis
par les diverses méthodes d'exploration hépatique qui peut
donner une idée exacte de la valeur fonctionnelle de la cellule
glandulaire, spécialement de la valeur de sa fonction antitoxique.

Pour obtenir ces renseignements, nous nous sommes adressés
aux épreuves suivantes, en nous mettant autant que possible
à l'abri des principales erreurs que chacune d'elles comporte :

Epreuve de l'hémoclasie digestive ;

Rapport azoturique et coefficient d'imperfection uréogénique
de Maillard-Lanzenberg-Derrien-Clogne ;

Epreuve de Roch, de Genève, dérivée de l'épreuve de la
Glaucurie intermittente ;

Epreuve de la glycuronurie provoquée de Roger et Chiray ;

Recherche de l'urobilinurie qui, comme l'a montré Aubertin, se révèle dans la grande majorité des cas chez des malades
présentant une déficience de leur foie.

A) Épreuve de l'hémoclasie digestive

On sait en quoi consiste l'épreuve de l'hémoclasie digestive de Widal. Elle est basée sur l'apparition d'une *crise vasculo-sanguine* très spéciale lorsque pénètrent dans la circulation générale des quantités minimes de protéides de désintégration incomplète provenant de la digestion : albumoses et peptones. Cette crise vasculo-sanguine se caractérise essentiellement par de la leucopénie, de la raréfaction des hématoblastes, une inversion de la formule leucocytaire, une diminution de l'indice réfractométrique du sérum, de l'hypotension artérielle, de la fragilité globulaire. Mais Widal considère que la leucopénie représente l'élément le plus net et le plus facile à rechercher de tous ceux qui caractérisent la crise ; « elle ne laisse place à aucun doute». Aussi conseille-t-il dans la pratique journalière de rechercher seulement les variations de la leucocytose.

Le sujet à examiner n'ayant pas ingéré depuis trois heures la moindre quantité d'albumines susceptible de l'immuniser pour une nouvelle ingestion, on établit son équilibre vasculo-sanguin et on lui fait absorber 200 gr. de lait. On poursuit alors l'examen du sang de 20 en 20 minutes pour rechercher les variations du chiffre leucocytaire. On peut poursuivre les résultats pendant les trois heures qui suivent le repas. Dans la pratique, les résultats utiles au diagnostic sont acquis au bout d'une heure.

Cette méthode ainsi simplifiée et dont les résultats d'après l'auteur ne semblent guère devoir prêter à discussion, a été récemment l'objet de critiques qui ont paru en restreindre la valeur.

Tout d'abord, MM. Lesné et Langle ont montré qu'en ce qui concerne les enfants, la leucopénie pouvait se produire

normalement lorsque la dose de lait ingérée était trop forte.
« Il est possible pour chaque enfant, disent-ils, de déterminer
la *dose limite* au-dessus de laquelle apparaît cette leucopénie...
Pour les enfants normaux, de 2 à 14 ans, elle est située aux
environs de 100 gr. »

Avec cette quantité de lait optima, la leucopénie qui devrait
apparaître en cas d'insuffisance protéopexique du foie, peut
cependant ne pas se montrer si le lait a été absorbé *trop lente-
ment*. MM. Pagniez et Plichet ont insisté sur ce fait qu'ils
considèrent comme un véritable phénomène de skeptophylaxie.
Aussi conseillent-ils pour faire correctement l'épreuve de
l'hémoclasie digestive, de faire absorber le lait sinon en un
temps, du moins très rapidement.

Lorsqu'on a pris ces précautions initiales, on ne doit pas
être surpris de voir la leucopénie apparaître chez des sujets
dont le foie pourtant fonctionne normalement. 21 fois sur 25,
en effet, d'après les recherches de Michel, il existe une *phase
leucopénique initiale* après laquelle l'hyperleucocytose se
montre plus ou moins rapidement et d'une façon variable,
parfois en deux temps, la dernière ascension leucocytaire étant
la leucocytose vraie digestive, d'après Dorlencourt et Banu.
Cependant, *au bout de 2 heures* en moyenne, l'hyperleucocytose s'est produite dans la plupart des cas. Il convient donc
d'attendre que ce temps soit écoulé pour obtenir de l'épreuve
de l'hémoclasie digestive un renseignement exact et définitif.

La leucopénie, qu'une ingestion trop lente de lait peut supprimer, qu'une ingestion trop considérable de lait peut provoquer et qui apparaît d'une façon transitoire chez des sujets
normaux, peut encore être déterminée ou au contraire empê-
chée par différents facteurs qu'il faut bien connaître pour les
éliminer.

C'est ainsi que la leucopénie peut être le fait d'un *défaut de technique*. Certains auteurs ont observé des variations considérables du chiffre leucocytaire chez des individus sains d'une numération à l'autre. Nous pensons que la plupart de ces variations peuvent s'expliquer par des prélèvements de sang exécutés de façon incorrecte. Il importe, en effet, de toujours puiser dans des gouttes de sang qui se forment spontanément. Une goutte qui ne se forme pas d'elle-même contient en général beaucoup trop de liquide plasmatique pour le nombre des hématies et des leucocytes. Ces derniers ne sont plus rares que parce que le sang est anormalement dilué. Un moyen très simple de déceler cette cause d'erreur consiste pour chaque numération à faire le compte des globules blancs et celui des hématies. Celui-ci indique en l'absence d'anémie si le sang recueilli était pur ou non.

La leucopénie peut être gênée dans son apparition par certains facteurs qui favorisent incontestablement la leucocytose.

L'émotivité, par exemple, est un facteur dont l'importance ne paraît pas douteuse. Ellermann ayant fait des examens de sang répétés de minute en minute par piqûre du doigt, a remarqué que c'était toujours dans la première goutte qu'on trouvait le chiffre leucocytaire le plus élevé. Il pense que ce fait est dû à l'émotion causée par la piqûre. De là l'intérêt qu'il peut y avoir à faire chez le jeune enfant, une sorte de piqûre préliminaire destinée simplement à le renseigner sur la bénignité de l'opération à laquelle il va être soumis.

De même que l'émotivité, l'action locale de l'*air chaud*, pour Tinel et Santenoise, peut amener une augmentation du nombre des leucocytes. Ce fait serait sous l'influence d'actions vasomotrices.

Enfin, il existe une relation de dépendance entre le nombre des leucocytes et la *position du corps*. Il résulte des recherches de Hasselbach et Heyerdahl, qu'il y a habituellement leucopénie dans la position debout et que le passage de cette position à la position couchée, s'accompagne généralement de légère leucocycose. Joergensen spécifie que l'augmentation du nombre des leucocytes est bien le fait de la position elle-même et non du changement de position. De là l'importance qu'il y a à faire toutes les numérations globulaires sur le sujet maintenu en situation invariable.

Nous pensons qu'après s'être mis à l'abri des différentes causes d'erreur que nous venons d'énumérer, on peut se fier aux résultats fournis par l'épreuve de l'hémoclasie digestive. La constatation en particulier de la leucopénie garde, à part quelques rares exceptions, toute la signification que lui attribue Widal, et le fait d'observer ce signe chez des sujets en apparence normaux ne doit pas jeter sur lui le discrédit, mais doit plutôt inciter à rechercher d'autres signes d'insuffisance hépatique, ces derniers signes cependant faisant défaut en cas d'insuffisance hépatique légère que peut seule révéler l'existence de l'insuffisance protéopexique exprimée par la leucopénie.

Chez la plupart des sujets soumis à notre observation, le mauvais fonctionnement du foie était appréciable cliniquement. L'épreuve de l'hémoclasie digestive n'a donc pas apporté de résultat qui ne fut attendu. Aussi bien n'a-t-elle pas été pratiquée chez eux dans un but exclusivement diagnostique. Chez certains sujets dont les tares hépatiques étaient latentes et dominées par des tares nerveuses importantes, cette épreuve nous a fourni des renseignements que nous ne pouvions négliger après avoir éliminé les diverses causes d'erreur que sa recherche comporte et qui furent d'ailleurs le plus souvent confirmés par les autes méthodes d'exploration fonctionnelle du foie. Nous avons pu de la sorte distraire du groupe trop vaste des énurésies d'origine nerveuse, un certain nombre de cas où l'influence d'une intoxication alimentaire était certaine si elle n'était pas habituellement très marquée.

B) Rapport azoturique et coefficient de Maillard-Lanzenberg-Derrien-Clogne

Nous avons vu ce qu'il fallait penser de ces deux rapports. Tous deux varient avec le régime alimentaire. Il est donc de précaution élémentaire de mettre à un *régime connu* les sujets sur lesquels on désire les rechercher. Avec le régime moyennement carné de l'hôpital, la valeur du rapport azoturique est pour l'enfant de 2 à 14 ans, de 84.9 %, d'après les observations de Camerer. La valeur du coefficient de Maillard-Clogne est pour l'individu normal, de 6.58 %.

Tous deux mesurent l'activité de la fonction uréopoiétique du foie. Une diminution du premier, une élévation anormale du second, indiquent une insuffisance de cette fonction.

Ces deux rapports, quoique ayant la même signification générale, ne donnent pas toujours cependant des résultats concordants. Cela tient à ce que le premier a un caractère trop étendu et le deuxième un caractère un peu trop limité. Le premier pèche par excès et le second par défaut.

Dans le rapport azoturique, on compare l'azote de l'urée à l'azote total. Or, cet azote total renferme une quantité variable d'azote provenant de la désintégration des *purines* et des *nucléines*, sur lesquels l'uréopoièse hépatique n'a aucune action. Cette quantité est normalement peu importante, comme

l'indique le tableau suivant emprunté à Maillard. Sur
100 parties d'azote total, on trouve chez l'adulte :

Dans l'urée : 81.3 ;

Dans l'ammoniaque : 5.8 ;

Dans l'acide urique : 1.4 ;

Dans les bases puriques : 0.2 ;

Dans les matières azotées non dosées et la créatinine : 11.1.

Mais elle peut augmenter notablement sous l'influence de
l'alimentation et l'on sait d'autre part que l'hyperexcrétion
urique est une manifestation habituelle de l'arthritisme. De
là l'intérêt qu'il y a à mettre les sujets à un régime alimentaire connu, et à rechercher leur élimination urique si on les
soupçonne d'être arthritiques.

Le rapport de Maillard-Lanzenberg-Derrien-Clogne compare
l'azote de l'urée à l'azote amino-ammoniacal. Il ne tient pas
compte de l'azote des *produits azotés autres* que l'ammoniaque
et les amino-acides susceptibles de donner naissance à de
l'urée. Ce rapport ne mesure donc qu'incomplètement l'activité
de la fonction uréopoiétique du foie. Il s'oppose ainsi au précédent qui la mesure tout entière, mais ne la sépare pas des
autres mécanismes producteurs d'urée.

Nous avons chez presque tous nos sujets, recherché la valeur
réciproque de ces deux rapports et nous avons parfois trouvé
un chiffre pathologique pour l'un et un chiffre normal pour
l'autre.

C) Epreuve de Roch de Genève

Cette épreuve est une modification de l'épreuve de la glan-
curie intermittente. Elle est basée sur ce principe qu'une dose
de 2 milligr. de bleu de méthylène ingérée, ne doit pas passer
dans les urines lorsque le foie est normal. On recueille l'urine
de 4 heures en 4 heures et si le foie est insuffisant, l'un des

échantillons, en général le second, est coloré en vert. Gauthier a signalé que cette réaction est cependant assez souvent positive chez les sujets sains et parfois négative au contraire chez des sujets dont le foie est certainement atteint.

C'est là une méthode qui a l'avantage de la simplicité, mais on ne saurait en tenir compte d'une façon exclusive pour juger de la valeur de la fonction antitoxique du foie.

D) Epreuve de la glycuronurie provoquée

Beaucoup plus significative est, à ce point de vue, l'épreuve de la glycuronurie provoquée, de MM. Roger et Chiray. Elle est basée sur ce fait que l'ingestion de 1 gr. de camphre du Japon augmente la glycuronurie de 0.01 à 0.08 en 4 heures environ et l'y maintient pendant 6 à 8 heures. La réaction diminue dans les cas qui s'accompagnent d'insuffisance hépatique ; elle augmente, au contraire, dans ceux où est surexcitée la vitalité de la cellule du foie.

L'acide glycuronique est mis en évidence dans l'urine, grâce à la *réaction de B. Tollens à la naphto-résorcine :* à la dilution de 0.10 pour 1000, l'acide glycuronique libre donne avec une solution alcoolique de 1. 3. dioxy-naphtaline (naphto-résorcine) une matière colorante bleue soluble dans l'éther. Lorsqu'on examine cette solution éthérée au spectroscope, elle présente une bande d'absorption dans le voisinage de la raie D.

Quand on l'applique directement à l'urine, ainsi que l'a conseillé C. Tollens, la réaction à la naphto-résorcine de B. Tollens donne souvent des résultats erronés, ceci parce que l'indoxyle urinaire peut colorer l'éther et donner un spectre à la façon de l'acide glycuronique. Pour éviter cette cause d'erreur, Bernier a indiqué une technique suivant laquelle l'indoxyle se trouve éliminé par défécation de l'urine au moyen de l'acétate mercurique. *A 50 cc. d'urine ajouter 25 cc. d'une solution saturée à froid d'acétate mercurique. Séparer le précipité par filtration. A 5 cc du filtrat ajouter 0 cc. 5 d'une solution de naphto-résorcine à 1/1000 et 5 cc. d'acide chlorhy-drique officinal. Chauffer une minute à l'ébullition ou un quart d'heure au bain-marie bouillant. Après refroidissement dans un courant d'eau, ajouter un volume d'éther égal à celui du liquide et agiter vivement. Après repos, l'éther surnageant présente une coloration bleu violacée et donne au spectroscope une plage obscure dans la région de la raie D si l'urine examinée contient de l'acide glycuronique. Dans les cas négatifs, l'éther est coloré en jaune ou en rose. Enfin, dans certains cas, il présente une teinte rougeâtre dont il est difficile de déter-miner la valeur.*

Or, dans ces cas où la réaction est négative ou douteuse, il conviendrait, d'après Roger, de faire une réserve, certains corps réducteurs pouvant entraver la formation du composé bleu violacé. C'est ce qu'on observerait, par exemple, avec des urines normales, additionnées de traces d'essence de cannelle, de chloroforme de glucose (ou lorsqu'on pratique la réaction avec de l'acide chlorhydrique ou de l'alcool impurs). C'est pour éviter cette influence perturbatrice de corps réducteurs éventuellement contenus dans l'urine, que le professeur H. Roger a proposé la technique suivante : *dans le tube d'un centrifugeur, verser 5 cc. d'urine, 0 cc. 2 d'ammoniaque et 2 cc. d'extrait de saturne. Remplir le tube avec de l'eau conte-nant 1/100 d'ammoniaque. Centrifuger, décanter, puis laver le précipité à l'eau ammoniacale en centrifugeant. Le précipité ainsi lavé contient la totalité de l'acide glycuronique. Le délayer dans 5 cc. d'eau distillée et verser le mélange dans un tube à*

*essai. Ajouter 0 cc. 5 de solution alcoolique de naphto-résorcine
à 1/1000 et 1 cc. d'acide chlorhydrique pur (employé auparavant
pour laver le tube du centrifugeur). Porter au bain-marie bouillant pendant un quart d'heure. Ajouter 10 cc. d'éther et agiter.
Après repos, l'éther se sépare coloré en bleu-violacé plus ou
moins foncé si l'urine contient de l'acide glycuronique, il est
coloré en jaune ou en rose si elle n'en renferme pas.*

La technique de la glycuronurie provoquée est ainsi exposée
par Chiray : *le sujet étant préparé pendant quelques jours par
une alimentation peu carnée et ayant subi une évacuation intestinale, on lui fait absorber à jeun deux capsules gélatinées
contenant chacune 0 gr. 50 de camphre porphyrisé, ou bien on
lui administre un lavement ainsi composé :*

Camphre précipité .... *1 gr.*
*Mucilage de gomme adragante à 0,50 % dans du
    serum physiologique* .... *200 gr.*

Ces deux voies d'introduction sont préférables à la voie sous-
cutanée qui ne conduit pas le camphre administré sous forme
d'huile camphrée du Codex directement au foie. La voie rec-
tale par laquelle l'absorption est moindre ne doit être préférée
à la voie gastrique que si l'on a à craindre une réaction gastrique douloureuse ou à suspecter une insuffisance pancréatique (non digestion du cachet).

Dès le moment de l'absorption, l'urine est recueillie et cette
première urine servira de témoin. Un deuxième échantillon
est prélevé six heures environ après l'ingestion. Dans les deux
échantillons d'urine, on met en évidence l'acide glycuronique
par la méthode au plomb. La coloration violette est, après un
quart d'heure d'attente, comparée aux tubes d'une échelle
colorimétrique que l'on prépare extemporanément. Cette com-
paraison permet le dosage clinique de l'acide glycuronique.

Chez les sujets que nous avons soumis à l'épreuve de la glycuronurie provoquée, le camphre a été administré par lavement. En effet, il est souvent impossible de faire absorber des capsules à de jeunes enfants de 4 à 5 ans. La dose utilisée a été la dose préconisée par Chiray chez les enfants, c'est-à-dire 0 gr. 50 cg. L'urine a été recueillie dans les quatre heures qui ont suivi l'administration de lavement.

Echelle colorimétique imitée. — Reproduit les teintes de l'échelle colorimétrique vraie, obtenues par des dilutions diverses de l'éther coloré, ces dilutions correspondant à des teneurs connues en acide glycuronique.

On part de la solution qui suit :

Solution de rouge neutre R A L à 1/100 .... 2^{cc}
Solution hydro-alcoolique phéniquée de violet de gentiane des laboratoires de bactériologie .... 1^{cc}5
Eau distillée .... 100^{cc}

De cette solution étalon on fait pour constituer l'échelle imitée les dilutions suivantes dans huit tubes :

Solution étalon .... 1^{cc}	2	4	6	8	12	16	20
Eau distillée .... 19^{cc}	18	16	14	12	8	4	0

et l'on obtient huit teintes qui, comparées individuellement avec les huit teintes de l'échelle vraie sont à peu près identiques et correspondent aux mêmes teneurs en acide glycuronique :

0^{gr}.005   0 010   0.020   0.030   0.040   0.060
0^{gr}.080   0.100 milligr. au litre.

Cette échelle s'altère à la lumière et doit être utilisée dans les 48 heures qui suivent sa fabrication.

E) Urobilinurie

En dehors de quelque cas d'hémolyse exagérée où elle peut
se montrer, l'urobilinurie est presque toujours en rapport avec
une déficience de la fonction pigmentaire du foie. C'est donc
un signe important d'insuffisance hépatique. Sa recherche,
cependant, pour l'objet particulier qui nous occupe, n'a pas la
même valeur que celle de la glycuronurie, par exemple, puisque celle-ci peut signaler directement un trouble de la fonction
antitoxique du foie, tandis que la première ne peut en témoi-
gner qu'indirectement, grâce à ce fait que toutes les fonctions
du foie sont connexes : tout déficit de l'une s'accompagne habituellement d'un mauvais fonctionnement de l'autre.

OBSERVATIONS

OBSERVATION I

P... Georges, 4 ans et demi. — Entre pour scarlatine à l'hôpital Hérold le 16 avril 1922. Scarlatine d'intensité moyenne sans complications. L'enfant est examiné le 30 avril pour incontinence nocturne d'urine.

Antécédents personnels. — *Maladies* : Rougeole à 3 ans sans broncho-pneumonie. Crises d'entérite : l'enfant a fréquemment des périodes pendant lesquelles il va à la selle quatre et cinq fois par jour.

Développement : Né à terme, premiers pas à 11 mois, première dent à 6 mois, premiers mots à 14 mois, pas de convulsions, a été propre depuis l'âge de 18 mois. Mais à l'occasion de sa scarlatine s'est mis de nouveau à uriner au lit. Cela lui arrive en moyenne deux à trois fois par semaine, d'après la surveillante.

Antécédents héréditaires. — *Mère :* Tousse d'une façon habituelle, est très nerveuse mais n'a jamais présenté d'accidents névropathiques. A eu deux grossesses : à la première appartient l'enfant dont il est question, à l'autre appartenait un enfant mort en bas âge de méningite. Pas de fausse couche.

Père : Peu de renseignements sur le père qui serait alcoolique.

Mode d'alimentation habituel. — L'enfant a mangé de bonne heure comme tout le monde. On lui donne de la viande deux fois par jour. Il boit du vin à tous les repas et comme il est chétif on lui fait prendre, le midi et le soir, un peu de « fortifiant ».

Examen. — *Appareil digestif ·* Foie débordant de un travers de doigt le rebord costal. N'est pas douloureux à la pression.

Rate normale.

L'enfant, depuis qu'il est à l'hôpital, a fréquemment des selles abondantes liquides survenant presqu'aussitôt après les repas. Parfois, au contraire, il est plutôt constipé et ses matières sont à peine colorées.

Les digestions se font difficilement et s'accompagnent de rougeur de la face et de somnolence.

OBSERVATION I

Epreuve de l'hémoclasie digestive

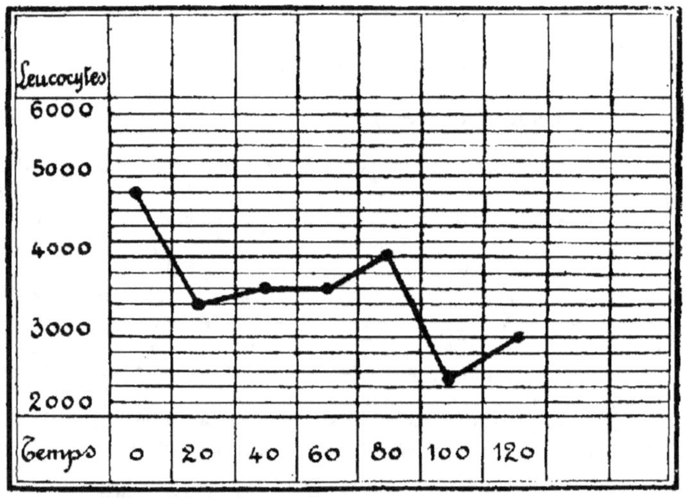

Système nerveux — Réflexes rotuliens un peu vifs.
Pas de conservation des attitudes.
Pas de syncinésie.
Sommeil profond mis en évidence par les manœuvres de Collin. C'est à la septième ou huitième répétition des excitations sensorielles que l'enfant sort de son sommeil.

Autres appareils. — N'offrent rien d'anormal.

Exploration fonctionnelle du foie. — Les épreuves ont été faites alors que l'enfant absorbait un litre et demi à deux litres de lait par jour.

Epreuve de l'hémoclasie digestive : Nettement positive.

Epreuve de Roch : Positive.

Epreuve de la glycuronurie provoquée : La teinte obtenue correspond à une teneur de 0.002 (la valeur normale quand l'épreuve est positive passe de 0.001, 0.004 à 0.008).

Coefficient azoturique : 0.81 (normalement il est de 0.86 d'après Desgrez et Avrignac, 0,869 d'après Cammerer)

Coefficient de Maillard-Clogne : 5.3 (tout coefficient qui dépasse 5 chez des malades au régime lacté est anormal, **Aubertin**).

Urobilinurie : Présence nette d'urobiline.

Traitement. — L'enfant est mis au régime lacto-végétarien et on lui donne du calomel à dose de un **quart de centigramme**. (Notre maître, le Dr Lesage, recommande cette dose infime à titre d'excitant hépatique.)

L'énurésie cesse mais se montre de nouveau lorsqu'on introduit la viande dans l'alimentation. La viande est supprimée. L'énurésie cesse.

On fait de l'opothérapie hépatique. La viande est en même temps donnée par petites quantités. L'énurésie n'apparaît pas.

En résumé : *Apparition d'une énurésie intermittente après un intervalle de propreté de près de trois ans, à l'occasion d'une scarlatine. Minimum chez le sujet de troubles nerveux. Importance au contraire des troubles hépato-digestifs. Forme pure d'énurésie digestive dont la cause paraît être une insuffisance hépatique légère développée à l'occasion d'une scarlatine.*

OBSERVATION II

M... Alice, 7 ans et demi. — Est conduite à la consultation de l'hôpital Hérold pour incontinence nocturne d'urine. L'enfant a été propre vers l'âge de 18 mois. Mais à 5 ans environ elle a recommencé à uriner au lit la nuit. Cela lui arrive deux ou trois fois en moyenne tous les dix jours.

Antécédents personnels. — *Développement :* Née avant terme (sept mois et demi). Première dent à 8 mois. Premiers pas à 14 mois. A parlé de bonne heure. Vers l'âge de 8 mois, convulsions qui n'ont pas reparu ensuite.

Maladies · A eu il y a deux ans une crise d'entérite assez sérieuse à la suite de laquelle l'incontinence d'urine semble s'être déclarée. Depuis est sujette à des troubles intestinaux : alternatives de débâcles diarrhéiques et de constipation. A par périodes des éruptions à type d'eczéma sur la face.

Antécédents héréditaires. — *Mère :* Migraineuse, sujette aux coliques hépatiques.

Père : Obèse, gros mangeur. Est mort des suites d' « un chaud et froid ».

Antécédents collatéraux · Quatre autres enfants dont le dernier, âgé de 19 mois, vient de faire plusieurs crises convulsives. Les premiers ont eu divers troubles digestifs. L'un d'eux est sujet aux migraines.

Mode d'alimentation habituel. — Viandes rouges deux fois par jour pour « remonter » l'enfant qui, malgré ce régime, reste malingre et peu développé. Soupe tous les soirs et parfois le midi Vin à tous les repas. L'enfant a un appétit vorace, surtout marqué pour la viande.

Examen. — *Appareil digestif :* Langue légèrement saburrale Haleine fétide. Foie petit percutable sur deux travers de doigt seulement. Léger ballonnement du ventre.

Système nerveux. — Pas de signes de débilité motrice

Aucun des signes de la constitution émotive.

Sommeil profond au dire de la mère, sans agitation ni cauchemars.

État général. — Faiblesse du développement.

Sensibilité très marquée à la fatigue, qui pour Lesage est un bon signe d'hérédo-arthritisme chez l'enfant.

Exploration fonctionnelle du foie. — Les diverses épreuves ont été faites alors que l'enfant était depuis 8 jours au régime mixte faiblement carné.

Épreuve de l'hémoclasie digestive : Nettement positive.

Épreuve de Roch : Positive.

Epreuve de la glycuronurie provoquée : N'a pas été faite.

Rapport azoturique : 0.79 (normalement ce rapport est de 0,82 d'après Desgrez et Ayrignac, 0,849 d'après Cammerer, chez l'enfant jusqu'à 14 ans).

OBSERVATION II

Epreuve de l'hémoclasie digestive

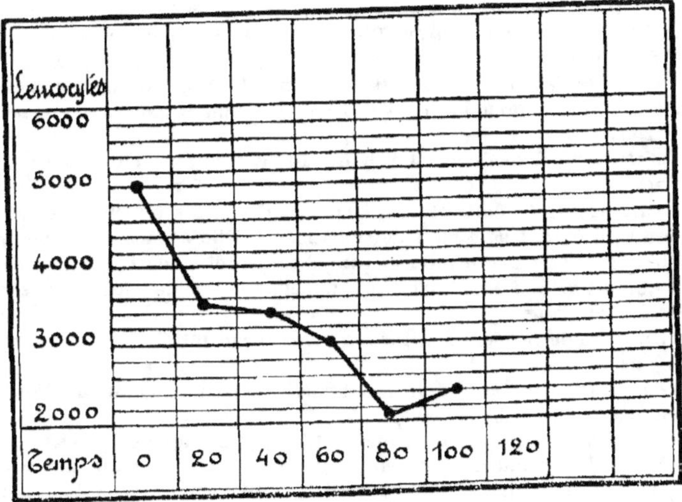

Coefficient de Maillard-Cloque : 10,8 (normalement tout coefficient dépassant 7 pour les régimes ordinaires est élevé, Aubertin).

Urobilinurie : Recherche de l'urobilinurie dans les urines : Négative.

Acide urique : 0,28.

Traitement. — L'enfant est mise à un régime alimentaire hypo-

carné. Cette transformation dans l'alimentation jointe à l'administration de calomel à petites doses suffit à faire disparaître l'énurésie.

En résumé : *Développement d'une forme pure d'énurésie digestive
en terrain arthritique. L'insuffisance hépatique est évidente, les
tares nerveuses au contraire sont à peine marquées.*

OBSERVATION III

D..., 4 ans. — Entre à l'hôpital Hérold, le 30 mai 1922, pour
rubéole. On remarque que l'enfant urine au lit la nuit de temps
à autre. La mère interrogée sur cette incontinence apprend que
son enfant, qui fut propre de bonne heure, s'est remise à uriner
au lit depuis un an environ. Elle se souille ainsi deux ou trois fois
par semaine en moyenne.

Antécédents personnels. — *Développement :* Née à terme, premiers
pas à 17 mois, première dent à 9 mois, premiers mots à 1 an, pas
de convulsions.

Maladies : Coqueluche il y a un an. Est sujette à des poussées
d'urticaire.

Antécédents héréditaires. — *Mère :* A des crises d'asthme. Elle a
perdu un enfant de 6 mois de convulsions. Elle a encore une petite
fille qui étant jeune a fait des convulsions, qui a marché à 18 mois
et qui a parlé si tard qu'on a cru pendant quelque temps qu'elle
resterait muette.

Un frère de la mère a uriné au lit de façon intermittente jusqu'à
13 ans.

Père : Bien portant, a un fort appétit. C'est un homme du Nord,
grand buveur de bière.

Un frère du père aurait uriné au lit jusqu'à l'âge de 10 ans.

Mode d'alimentation habituel. — L'enfant de bonne heure a
mangé de la viande. Elle en mange actuellement deux fois par
jour. Elle n'aime que cela nous dit la mère. Le lait et les œufs
ne lui disent rien. Elle a même une véritable intolérance pour les
œufs. Elle boit de la bière en mangeant.

Examen. — *Appareil digestif.* — Foie petit, percutable seulement
sur deux travers de doigt.

Eczéma sec des joues : la peau à ce niveau est congestionnée
et présente une fine desquamation.

Système nerveux. — Réflexe rotulien droit un peu vif, par compa-
raison avec le gauche.

Pas de conservation des attitudes.

Syncinésie nette.

Sommeil profond : il faut répéter 6, 7 fois la série des excitations
de Collin pour réveiller l'enfant.

Autres appareils. — Normaux. A signaler l'existence d'une
vulvite.

Exploration fonctionnelle du foie. — A l'entrée de l'enfant à
l'hôpital, l'examen des urines révèle une hyperazoturie très marquée
et une élimination considérable d'acide urique, en rapport avec
le régime carné excessif de l'enfant :

Urée : 42,90 (la quantité d'urée maxima éliminée par 24 heures
chez un enfant de 4 ans est, d'après Anna Schabanova, 15,50).

Acide urique : 1,38 (quantité normale d'après Carron de la
Carrière et Monfet, 0,165).

Rapport de l'acide urique à l'urée 1/31 (normalement ce rapport
oscillerait chez l'enfant entre 1/56 et 1/45 d'après Carron de la
Carrière et Monfet).

On sait que dans une alimentation riche en nucléines et nucléo-
albumines la valeur de ce rapport est normalement accrue. Il est
d'autre part, nettement augmenté dans l'arthritisme, par suite
sans doute d'une insuffisance du foie à transformer en urée une
partie de l'acide urique.

Pour connaître la part qui pouvait revenir à chacun de ces deux
facteurs : arthritisme, alimentation vicieuse, dans l'élévation anormale du rapport acide urique-urée, il était nécessaire : 1° que fut
éliminée complètement la quantité importante des purines ingérées.
Burian et Schur précisent que dans les grosses ingestions de purines
l'élimination de ces subtances peut se prolonger pendant cinq jours,
2° que l'enfant fut soumise pendant une certaine période à un
régime alimentaire mixte.

Nous avons procédé au bout de douze jours de ce régime à un
nouvel examen des urines et à une exploration d'ensemble de la
fonction hépatique.

Epreuve de l'hémoclasie digestive. — 1° Après ingestion de 100 gr.
de lait : s'est montrée négative;

2° Le fait rapporté par la mère d'intolérance pour les œufs nous

a incité à faire, quelques jours après, l'épreuve de l'hémoclasie digestive après administration d'un œuf. Nous avons constaté un choc
vasculo sanguin très net. suivi quelques heures après de l'apparition
d'éléments urticariens sur le visage et l'abdomen.

OBSERVATION III

Epreuve de l'hémoclasie digestive

ŒUFS

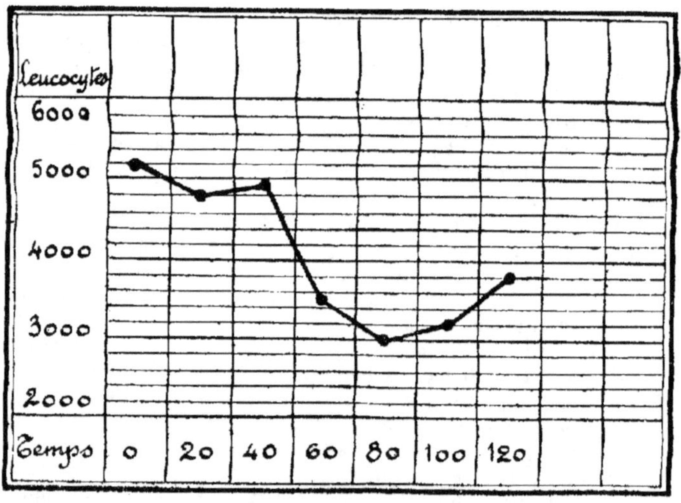

Ces deux épreuves aux résultats différents établissent en même
temps que la sensibilité très variable du sujet aux diverses variétés
d'albumines, son hypersensibilité élective aux albumines de l'œuf.

Acide urique et urée. — Urée : 19,60; acide urique : 0,52 ; rapport
acide urique-urée : 1/38.

Rapport azoturique : 0,78.

Coefficient d'imperfection uréogénique (qui dans le cas particulier devait renseigner plus exactement que le rapport précédent sur la valeur de la fonction uréopolétique du foie ; en effet, la grosse

OBSERVATION III

Epreuve de l'hémoclasie digestive

LAIT

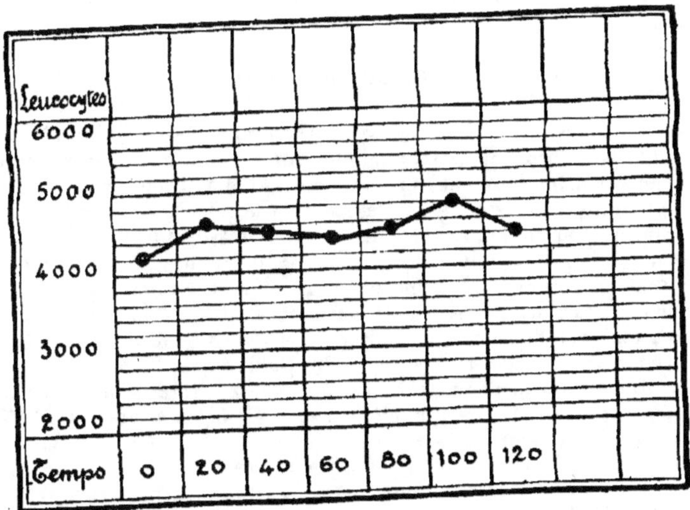

excrétion d'acide urique pouvait introduire dans ce rapport un facteur important d'erreur): 9,2.

Epreuve de Roch : Positive.

Epreuve de la glycuronurie provoquée : N'a pas été faite.

Urobilinurie : Traces nettes d'urobiline.

Traitement. — Régime à prédominance végétarienne.

Médications : On donne le matin à jeun, tantôt le calomel à dose de un quart de centigramme, tantôt des alcalins sous forme de bicarbonate de soude à dose de 0,50, dissous dans un verre d'eau chaude.

En même temps on soigne la vulvite.

L'enfant cesse d'uriner pendant les quinze dernières nuits qu'elle passe à l'hôpital.

En résumé : *Apparition d'une énurésie du type intermittent chez une enfant neuro-arthritique. Hérédité névropathique similaire. Heredo-arthritisme se traduisant par de l'insuffisance hépatique et une hypersensibilité alimentaire très spéciale.*

OBSERVATION IV

A... Roger, 5 ans. — Entré à l'hôpital salle Roger, le 13 mars 1922, pour bronchite. On remarque au bout de quelque temps que l'enfant urine au lit certaines nuits. Cette incontinence d'urine intermittente existe d'après les parents depuis que l'enfant a cessé d'uriner au lit toutes les nuits, c'est-à-dire depuis l'âge de 2 ans environ. Il lui arrive ainsi de se souiller une fois ou deux par semaine, quelquefois même plus rarement. On relève dans ce cas une particularité intéressante : l'absence de la période de propreté absolue que l'on observe habituellement dans la forme digestive de l'énurésie telle que l'a décrite André Collin.

Antécédents personnels. — *Développement* : Né à 8 mois. N'a pas marché avant 2 ans, première dent à 8 mois. A parlé tard. N'a jamais eu de convulsions.

Maladies : Deux congestions pulmonaires.

Antécédents héréditaires. — *Mère* : Aurait uriné au lit jusqu'à l'âge de 12 ans, d'une façon également intermittente.

Elle a perdu un enfant en bas-âge et a encore deux autres enfants. Ceux-ci ont marché tard et n'ont guère été propres avant 2 ou 3 ans. Mais à partir de cet âge ils n'ont jamais uriné une seule fois au lit.

Père : N'aurait jamais été malade.

Mode d'alimentation habituel : L'enfant mange comme ses parents, mais comme il a peu d'appétit, on lui donne « du forti-fiant ».

Examen. — Appareil digestif : On ne constate rien de bien net.

Au niveau de la langue, on constate deux signes particuliers :

Une glossite exfoliatrice marginée.

Et l'existence d'incisures profondes sur la pointe et les bords donnant l'aspect de la langue scrotale.

Le foie déborde de un travers de doigt le rebord des fausses côtes, mais il est un peu abaissé.

Système nerveux. — Réflexes rotuliens vifs surtout le gauche.

Pas de signe de Babinski.

Pas de conservation des attitudes.

Syncinésie nette.

Sommeil profond, il faut renouveler 8 à 10 fois les diverses excitations sensorielles pour que l'enfant se réveille.

Autres appareils. — L'examen révèle en outre des signes nets d'hypothyroïdisme : face élargie à type lunaire, joues bouffies, cheveux secs, queue du sourcil peu fourni, cyanose des extrémités (engelures tous les hivers), faciés indolent, apathique.

Débilité intellectuelle.

Tendance à la somnolence.

Réflexe oculo cardiaque : le pouls après compression oculaire bilatérale passe de 78 à 62. Il existe donc un certain degré de vago-tonie comme cela se rencontre fréquemment dans l'hypothyroïdisme.

Exploration fonctionnelle du foie. — Epreuve de l'hémoclasie digestive : Positive.

Epreuve de Roch : Positive.

Epreuve de la glycuronurie provoquée : La teinte observée corres-pond à peine à 0,040, c'est-à-dire que la glycuronurie ne s'élève pas sensiblement au dessus de la normale.

Rapport azoturique : 0,78.

Coefficient de Maillard-Clogne : 9,2.

Urobilinurie : Pas de traces d'urobiline dans les urines.

Signes faisant penser à l'hérédo-syphilis. — Crâne dur, épais.

Front nettement olympien.

Incurvation tibiale en lame de sabre.

Erosions dentaires en sillons.
Le wassermann cependant est négatif.

OBSERVATION IV

Epreuve de l'hémoclasie digestive

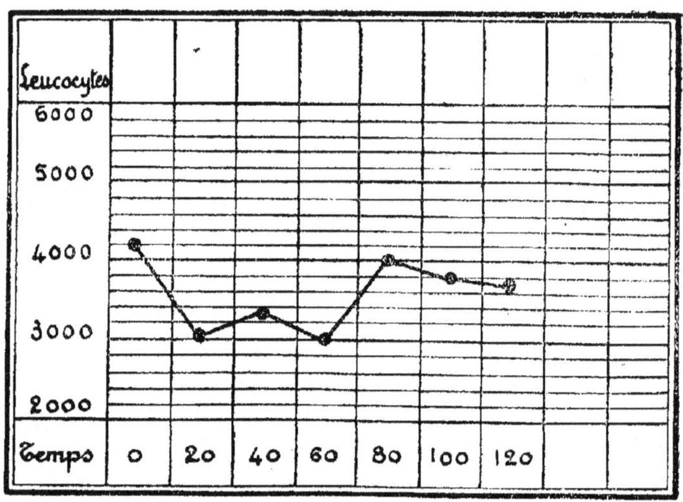

Traitement. — On administre du calomel à petites doses et on associe l'opothérapie hépatique et thyrroïdienne. On donne un quart de centigramme de calomel le matin à jeun, un centigramme d'extrait thyroidiens au repas du midi, vingt centigrammes d'extrait hépatique au repas du soir.

L'énurésie ne se montre plus pendant quinze jours. Au bout de ce temps l'enfant quitte l'hôpital et l'on n'a plus de ses nouvelles.

En résumé : *incontinence intermittente d'un type particulier et de pathogénie complexe, dans laquelle s'associent sans doute plusieurs facteurs : tare nerveuse que l'on doit soupçonner en raison de l'hérédité similaire et du retard de développement, insuffisance thyroïdienne évidente cliniquement, insuffisance hépatique décelée par l'exploration fonctionnelle du foie.*

OBSERVATION V

T... Robert 7 ans. — Amené à la consultation de l'hôpital Hérold, le 9 mais 1922, pour incontinence d'urine. L'enfant a été propre de bonne heure, mais depuis un an environ, il recommence à uriner au lit. Cela lui arrive en moyenne 5 à 6 fois par mois.

Antécédents personnels. — Développement : Né à terme. A marché seulement à 2 ans. A parlé tard. A eu des convulsions étant jeune.

Maladies : Scarlatine il y a un an. Pour la mère, l'incontinence de l'enfant relève de cette maladie.

Antécédents héréditaires. — Mère : Très nerveuse. Aurait eu dans son jeune âge des crises pendant lesquelles elle criait et se débattait.

Deux fausses couches, six grossesses normales. L'aîné des six enfants a eu des convulsions. Presque tous ont marché très tard. Aucun cependant en dehors du malade n'a uriné au lit au delà de deux ans.

Père : On ne peut avoir de renseignements sur les antécédents paternels.

Mode d'alimentation habituel : L'enfant mange à la maison comme tout le monde. Il mange de la viande le midi et assez souvent le soir. Il boit du vin en mangeant. Il prend en outre avant chaque repas une potion tonique à cause de « sa faiblesse de vessie ».

Examen. — Appareil digestif : Semble normal. Cependant les digestions se font mal : l'enfant est facilement congestionné et s'assoupit fréquemment après le repas de midi.

Rien à noter du coté du foie.

Système nerveux : On n'observe pas de signes de débilité motrice.

Mais on note deux symptômes de la constitution émotive de Dupré :

Uné hyperesthésie sensitivo-sensorielle très marquée, des réactions vaso-motrices considérables apparaissant et disparaissant brusquement au cours des différents examens auxquels l'enfant est soumis.

Cette émotivité semble se traduire encore par un besoin impérieux

OBSERVATION V

Epreuve de l'hemoclasie digestive

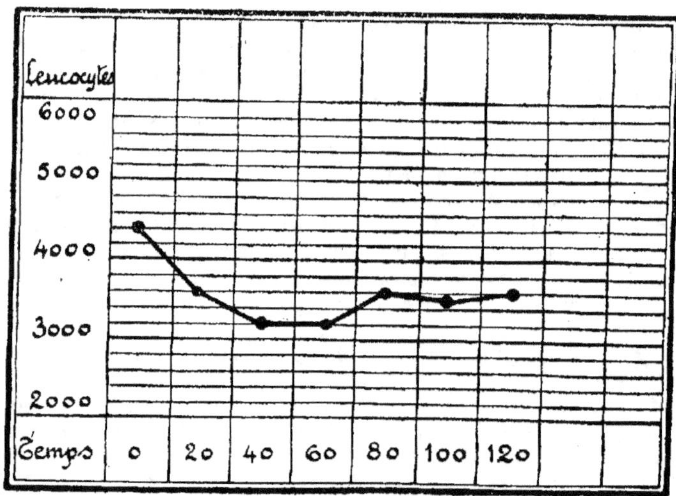

d'uriner qui survient 2 ou 3 fois par heure, et qui n'aboutit qu'à l'émission d'une faible quantité d'urine.

Le sommeil est tantôt calme et tantôt agité. Mais il est habituellement profond. L'enfant rêve qu'il est aux cabinets, et c'est ainsi qu'il se souille.

Autres symptômes. — On note une certain degré d'hydrocéphalie

avec bosses frontales saillantes, et des stigmates de dystrophie den-
taire : carie et sillons au niveau des couronnes.

Ces signes font penser à la syphilis. La réaction de Wassermann
est pratiquée. Elle est partiellement positive.

Exploration fonctionnelle du foie. — L'enfant est mis à un régime
alimentaire mixte.

Epreuve de l'hémoclasie digestive : Positive.

Epreuve de Roch : Positive.

Epreuve de la glycuronurie provoquée : la coloration obtenue
correspond à une teneur de 0.040 par litre (la glycuronurie ne
dépasse donc pas la teneur normale en acide glycuronique).

Rapport azoturique : 0,83 donc sensiblement normal.

Coéfficient de Maillard-Clogne : 8,7.

Urobilinurie : Présence nette d'urobiline dans les urines.

Traitement. — On fait le traitement antisyphilitique au novarsenobenzol, et on administre calomel et extrait hépatique.

L'enfant est revu au bout d'un mois de traitement Il n'a plus
uriné au lit.

En résumé : *Enurésie intermittente rappelant l'énurésie d'origine
psychopathique de Janet, mais dans la pathogénie de laquelle, semble intervenir outre le facteur nerveux un léger degré d'insuffisance
hépatique.*

OBSERVATION VI

B... André, 7 ans. — Amené à la consultation de l'Hôpital Hérold,
pour incontinence d'urine, est reçu salle Roger le 8 Juin 1922.

L'enfant a été propre de bonne heure. Mais depuis un an environ,
il s'est remis à uriner au lit. Cela lui arrive par périodes. Il reste
15 jours, 3 semaines sans se souiller, puis pendant une semaine, il
se souillera deux, trois fois ou même davantage.

Antécédents personnels. — *Développement* : Né à terme. Premiers
pas à 20 mois. Première dent à 9 mois. A parlé tard. Convulsions
jusqu'à 15 ou 16 mois.

Maladies : Rougeole en bas âge, pas de scarlatine. L'enfant présente un teint jaune : cette cholémie existe depuis la naissance, et
s'accompagne d'un léger degré d'anémie. L'enfant a fréquemment

de la diarrhée qui survient presque immédiatement après le repas.

Antécédents héréditaires. — *Mère* : Présente une paralysie faciale gauche. Elle a eu : trois fausses couches, dont la première avant la naissance de l'enfant qui nous occupe, et trois grossesses nor-

OBSERVATION VI

Epreuve de l'hémoclasie digestive

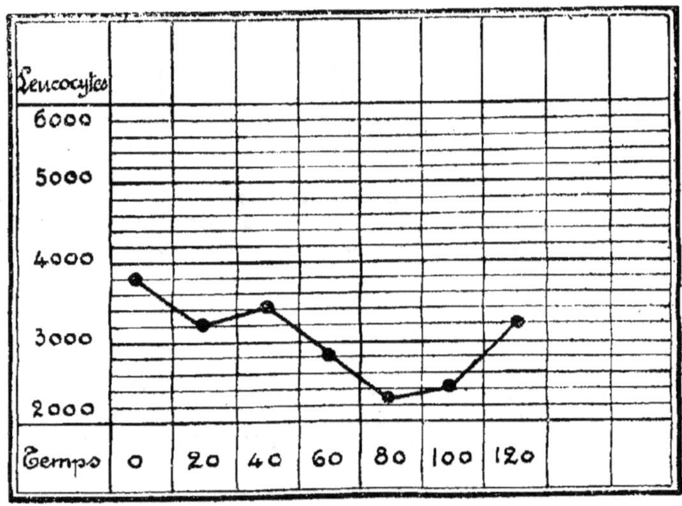

males. L'aînée de ses enfants, une fille, est morte d'une affection cardiaque, le second est notre malade, le troisième, âgé de 5 ans, a marché tard, mais n'a jamais plus uriné au lit dès l'instant où il a été propre.

Père : Est jaune et semble l'avoir toujours été.

Mode habituel d'alimentation : L'enfant a un gros appétit. Il n'est

jamais rassasié. Il mange beaucoup de viande, mais peu de légumes.
Il boit du cidre aux repas. Sur le conseil d'un médecin la mère
lui fait prendre du sirop iodo-tannique pour le fortifier.

Examen. — *Appareil digestif* : Langue saburrale, ventre ballonné,
foie petit, rate normale.

Système nerveux : Aucun signe de débilité motrice.

Sommeil profond, constaté par les épreuves de Collin. L'enfant
ne se réveille qu'à la sixième série des trois excitations sensorielles.

Autres appareils : Normaux.

Réaction de Wassermann : Sub. positive.

Exploration fonctionnelle du foie. — *Epreuve de l'hémoclasie
digestive* : Positive. On constate une anémie légère : 3.200.000 globules rouges.

Epreuve de Roch : Positive.

Epreuve de la glycuronurie provoquée : Le taux de la glycuronurie normale n'est pas dépassé.

Rapport azoturique : 0.78.

Coefficient de Maillard-Clogne : 8. 9.

Urobilinurie : Présence nette d'urobiline dans les urines.

Traitement : Régime alimentaire : légumes, peu de viande, ni lait
ni œufs.

Traitement antisyphilitique : novarsenobenzol.

Calomel a petites doses alternant avec des alcalins (bicarbonate
de soude).

L'enfant n'urine plus au lit depuis qu'il suit ce traitement

En résumé : *Enurésie intermittente du type digestif pur dans
laquelle l'insuffisance hépatique évidente cliniquement est en outre
démontrée par les résultats de l'exploration fonctionnelle du foie.
L'heredo-syphilis semble être à l'origine de cette débilité hépatique.*

OBSERVATION VII

L... Marcel, 8 ans. — Est conduit à la consultation de l'Hôpital
Hérold, pour être examiné au point de vue pulmonaire

En interrogeant la mère, on apprend que l'enfant est atteint
d'incontinence nocturne d'urine, après avoir été propre de 2 ans à
5 ans. il s'est remis à uriner au lit. La mère attribue à la fatigue

cette énurésie qui s'est déclarée dit-elle, à partir du jour où l'enfant s'est mis à fréquenter l'école. Turbulent et querelleur, celui-ci ne peut rester une minute dans la même place, court toute la journée, se bat avec ses camarades, et rentré le soir chez lui, est si harassé qu'il ne demande plus qu'à se coucher. Il s'endort alors d'un sommeil si profond qu'il faut le secouer plusieurs fois avant de parvenir à le réveiller.

D'ailleurs, les jours où l'enfant, pour une raison ou pour une autre, a été gardé à la maison, il n'a pas uriné au lit. Depuis quelque temps, il doit rentrer de bonne heure pour faire ses devoirs, il ne sort pas et l'incontinence ne se montre plus Ce n'est que le jeudi et le dimanche où il recouvre toute sa liberté, qu'il mouille parfois son lit.

L'enfant est reçu salle Roger, où nous pouvons l'examiner avant son départ pour la campagne.

Antécédents personnels. — Développement : Né à terme, premiers pas a 11 mois, première dent à 3 mois, a parlé vers 2 ans. Donc développement nettement dysharmonique. Pas de convulsions.

Maladies : Broncho-pneumonie double l'an dernier, pendant la durée de cette maladie l'énurésie a cessé. Crises d'entérite fréquentes.

Antécédents héréditaires. — Mère : Très nerveuse. N'a jamais été malade. A un autre enfant de 10 ans, beaucoup plus calme que son frère, qui a été propre de bonne heure et qui depuis l'a toujours été.

Père : Tué à la guerre, jusque là bien portant. Cependant trois de ses frères sont morts de la poitrine.

Mode habituel d'alimentation : Viande, œufs, peu de légumes. Boissons : vin, café, bien qu'en raison du tempérament nerveux de l'enfant, on ait plusieurs fois conseillé à la mère de supprimer toute boisson excitante.

Examen. — Appareil digestif : Langue saburrale. Alternatives de diarrhée et de constipation. Foie nettement augmenté de volume.

Système nerveux : Exagération des réflexes rotuliers.

Poumons . Adénopathie tracheo-bronchique.

Autres appareils : Normaux.

Exploration fonctionnelle du foie : L'enfant est mis au régime mixte de l'hôpital.

Epreuve de l'hémoclasie digestive : Positive.

Epreuve de Roch : Positive.

OBSERVATION VII

Epreuve de l'hémoclasie digestive

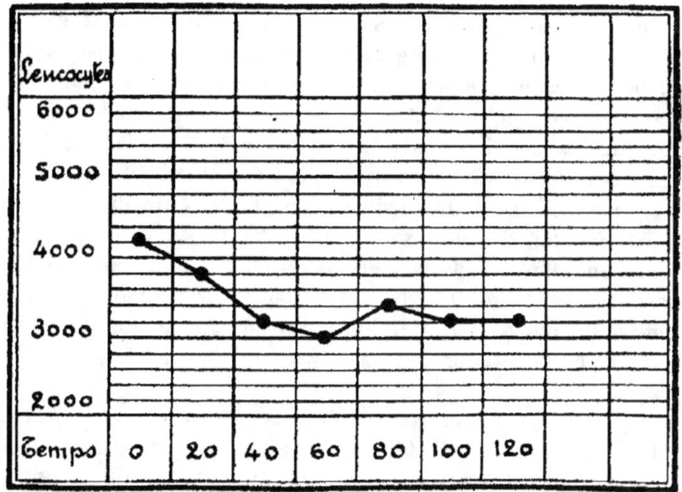

Epreuve de la glycuronurie provoquée : La glycuronurie n'atteint même pas le taux de la glycuronurie normale.

Rapport azoturique : 0.81.

Coefficient de Maillard-Clogne : 8. 4.

Urobilinurie : Pas d'urobiline dans les urines.

Traitement : Sous l'influence du régime alimentaire et du repos

forcé, l'énurésie ne s'est pas montrée pendant le séjour de l'enfant
a l'hôpital.

En résumé : *Enurésie intermittente de pathogénie complexe, le
sommeil profond qui en est a la base semblant pouvoir être à la
fois déterminé par une fatigue excessive et une intoxication alimentaire due à un certain degré d'insuffisance hépatique.*

ETUDE SYNTHÉTIQUE DES RÉSULTATS FOURNIS PAR L'EXPLORATION FONCTIONNELE DU FOIE DANS CES DIFFÉRENTS CAS

Ce qui frappe l'attention après la lecture de ces observations
et ce qui peut paraître évidemment surprenant, c'est la fréquence avec laquelle se sont montrées positives les différentes
épreuves biologiques faites en vue d'établir la déficience du
foie dans sa fonction générale antitoxique. Il convient toutefois
de remarquer que ces épreuves n'ont été pratiquées qu'à coup
sûr, dans des cas pour ainsi dire sélectionnés, où l'insuffisance
hépatique était déjà suffisamment évidente cliniquement. Aussi
bien n'ont-elles pas été faites dans le but principal de confirmer
les résultats fournis par la simple observation, mais avec l'in-
tention surtout de mesurer l'importance et l'étendue du déficit
fonctionnel hépatique.

L'épreuve de l'hémoclasie digestive a été trouvée positive
6 fois sur 7. Ce taux élevé de résultats positifs n'a rien, au
surplus, de surprenant si l'on admet avec Widal qu'il s'agit là
d'une réaction biologique extrêmement sensible qui peut se
montrer dans les cas même où aucun symptôme d'ordre objectif
ne vient traduire cliniquement l'insuffisance protéopexique du
foie.

Dans le cas où cette épreuve fut négative, il s'agissait d'un
enfant entaché d'arthritisme qui présentait, en outre, une véri-

table anaphylaxie aux œufs. M. Lesage a insisté sur la fréquence de cette hypersensibilité alimentaire chez les enfants hérédo-arthritiques. Après que nous eûmes soumis l'enfant à l'ingestion de deux œufs, nous pûmes constater dans le sang les signes d'une colloïdoclasie qui se manifesta ensuite au niveau de la peau sous la forme d'un urticaire généralisé et transitoire. Le choc vasculo-sanguin observé n'avait plus ici, évidemment, la même signification que dans les cas précédents. Widal a bien distingué les deux états morbides dont l'hémoclasie peut être la traduction, l'insuffisance protéopexique du foie et l'anaphylaxie. Ces deux états sont en général indépendants l'un de l'autre, s'il est possible que, dans certains cas le premier prédispose au second. L'insuffisance protéopexique du foie permet le passage dans le sang d'albumines particllement désintégrées incapables d'anaphylactiser l'organisme et de l'immuniser. Dans l'état d'immunité et d'anaphylaxie, au contraire, ce sont les albumines hétérogènes intactes non modifiées par un commencement de digestion qui pénètrent dans le milieu humoral. A la vérité, l'anaphylaxie ne doit sans doute se produire qu'à la faveur d'une déficience plus marquée encore du foie dans sa fonction d'arrêt vis-à-vis des albumines étrangères. Peut-être aussi ces dernières forcent-elles plus aisément la barrière hépatique n'ayant subi aucune action de la part des ferments digestifs intestinaux. Quoiqu'il en soit, cette insuffisance hépatique n'était pas douteuse dans le cas que nous rapportons où son origine même était facile à établir si l'on admet avec Lesage que la débilité hépatique est l'un des meilleurs attributs de l'arthritisme héréditaire.

L'*épreuve de Roch* se montra positive dans tous les cas où elle fut pratiquée. Ses résultats étaient intéressants à comparer

avec ceux fournis par l'*épreuve de la glycuronurie provoquée*
puisque ces deux épreuves renseignent avec des différences de
sensibilité, il est vrai, sur la valeur de la fonction antitoxique
du foie, au sens classique et restreint du mot. Malheureuse-
ment, la difficulté que l'on a à se procurer aujourd'hui la
variété de naphto-résorcine (1) qui sert pour la réaction, ne nous
a permis de faire cette dernière que chez 3 de nos sujets. Les
résultats que nous obtînmes alors vinrent confirmer ceux déjà
fournis par l'épreuve moins sensible de Roch au bleu de méthylène.

La *fonction uréopoiétique du foie* peut être considérée, nous
l'avons vu, comme une modalité particulière de la fonction
générale antitoxique. L'insuffisance de cette fonction spéciale
allait-elle exister parallèlement au déficit de la fonction antitoxique proprement dite constatée d'après les résultats des deux
épreuves précédentes ? Le fait de trouver cette dernière fonction seule diminuée aurait permis de conclure que les diverses
fonctions de la cellule hépatique sont indépendantes les unes
des autres. Cette conclusion eut été contraire à l'opinion actuelle
qui tend à considérer en bloc le travail de la cellule hépatique
et à ne plus admettre d'insuffisance fonctionnelle dissociée.
L'exploration de la fonction uréopoiétique du foie nous a donné
des résultats qui sont venus pleinement confirmer cette façon
de voir. Nous avons pu noter soit un abaissement du rapport
azoturique, soit une élévation anormale du coefficient de Maillard-Clogne, c'est-à-dire deux résultats qui, bien que de sens
opposé, ont sensiblement la même signification pathologique

(1) Ce corps comporte plusieurs isomères et seul le 1/3 convient à
la réaction (CHIRAY).

et traduisent l'impuissance relative du foie à simplifier jusqu'à
l'urée les molécules complexes des albuminoïdes alimentaires.

Ainsi les témoignages concordants des diverses épreuves
d'exploration fonctionnelle du foie ont accusé, dans presque
tous les cas, un déficit général de l'activité multiple de la cellule hépatique.

La recherche de l'urobilinurie a été pratiquée quelquefois
avec succès. Ce fait apporte un argument de plus en faveur
de la théorie actuelle de l'interdépendance de diverses fonctions
du foie.

IMPORTANCE AU POINT DE VUE DU DIAGNOSTIC CAUSAL DE L'ÉNURÉSIE
DE L'EXPLORATION FONCTIONNELLE DU FOIE
DANS LES CAS D'INCONTINENCE AVEC TROUBLES DIGESTIFS

Les différentes épreuves d'exploration hépatique, dont nous
venons de passer en revue les résultats, n'avaient pas, dans la
plupart de nos observations, un caractère absolument nécessaire pour le diagnostic de l'insuffisance hépatique. Celle-ci,
en effet, se traduisait, le plus souvent, en clinique par des
symptômes d'*ordre digestif* ou autre permettant assez aisément
de la déceler. D'autre part, les caractères même de l'énurésie,
*survenant après une période de propreté absolue, apparaissant
ensuite d'une façon nettement intermittente*, permettaient de
reconnaître la forme digestive bien individualisée par A. Collin.

Parfois, cependant (Observations IV, V), les troubles digestifs
étaient vagues ou légers et bien que l'énurésie fut du type intermittent, l'absence dans les antécédents d'une période de propreté aurait pu faire hésiter sur sa nature exacte. L'on aurait

eu tendance même à la rapporter à une tare névropathique étant donné l'importance des troubles nerveux dans la symptomatologie. C'est alors que les épreuves précédentes acquièrent une réelle valeur diagnostique en décelant une insuffisance hépatique qui ne se montre pas d'une façon suffisamment objective. Grâce à elles, nous avons pu distinguer à côté de la *forme digestive pure*, de A. Collin, une *forme mixte* dans la production de laquelle s'associe aux troubles hepato-digestifs un élément nerveux d'importance et de nature d'ailleurs très variables.

Parfois aussi l'attention devant le tableau clinique était attirée par l'importance d'un phénomène morbide, comme l'insuffisance thyroïdienne qu'on eut pu rendre seule responsable de l'énurésie sans examen plus approfondi. Cependant, l'analyse minutieuse de la symptomatologie permettait de reconnaître que l'insuffisance hépatique avait aussi sa part de responsabilité et qu'une tare nerveuse était, en même temps, en cause.

Aussi avons-nous admis, à côté du type pur et du type mixte de l'énurésie à forme digestive, l'existence d'un *type complexe* dans la pathogénie duquel interviennent divers facteurs parmi lesquels une hypohépatie plus ou moins latente, demande à être recherchée.

INTERPRÉTATION PATHOGÉNIQUE DE CES CAS D'INCONTINENCE D'URINE A LA FAVEUR DE L'INSUFFISANCE HÉPATIQUE ÉVIDENTE CLINIQUEMENT OU DÉMONTRÉE PAR LES RÉSULTATS DE L'EXPLORATION FONCTIONNELLE DU FOIE

Si nous espérons avoir pu démontrer, au cours de ce travail, l'existence de l'insuffisance hépatique dans certaines formes d'incontinence d'urine, dite essentielle, nous ne pensons pas, cependant que les liens qui unissent le premier phénomène au second aient toujours semblé très manifestes et à certains ces deux phénomènes pourront apparaître comme deux voies parallèles qui jamais ne se rencontrent. En réalité, il s'agit là de l'origine et du terme d'un processus morbide dont les stades intermédiaires demandent à être précisés.

Dans le mécanisme pathogénique un peu spécial que nous allons envisager, le *ressort central, en quelque sorte, est l'insuffisance hépatique* qui, pour aboutir à la production de l'énurésie, met en jeu un ensemble de facteurs unis, pour ainsi dire, les uns aux autres, comme l'engrenage des roues dans un mouvement d'horlogerie.

Quelques-uns de ces facteurs nous sont déjà connus.

Nous avons vu que, même dans les cas où les troubles hépato-digestfis étaient le plus marqués, il était possible de découvrir par une étude clinique attentive quelque tare nerveuse héréditaire ou acquise, de telle sorte que l'*intervention simultanée d'un facteur nerveux* ne pouvait être absolument négligée. Cet élément nerveux, toujours d'assez minime importance dans la forme digestive de l'énurésie, peut être considéré comme un simple *trouble fonctionnel* des centres psychiques où l'éducation développe peu à peu le réflexe de contrôle de la miction, trouble fonctionnel conditionné lui-même par une anomalie ou mieux un *retard de développement*. On peut, en effet, admettre que si ces centres sont restés plus ou moins embryonnaires, s'ils n'ont pas atteint le stade définitif de leur évolution structurale, ils seront incapables de fonctionner normalement et d'opposer un veto au besoin d'uriner. Cette infériorité fonctionnelle n'est d'ailleurs pas la seule conséquence de l'hypogénésie du cortex. Il en résulte aussi une *sensibilité plus grande* aux diverses intoxications. C'est un point sur lequel A. Collin a déjà attiré l'attention. « Le même cerveau incapable de rendre l'enfant *compos sui* sera, dit-il, plus sensible aux toxines. » Nous saisissons ici l'essentiel du mécanisme qui intervient dans la forme digestive de l'énurésie : *une intoxication d'origine alimentaire qui se manifeste à la faveur d'une certaine déficience hépatique exerce ses effets sur un point particulièrement fragile de l'organisme et ce point est précisément le lieu d'élaboration psychique du contrôle mictionnel.*

Sans vouloir assimiler complètement ce qui se passe dans ce cas à ce qui existe pour certains phénomènes morbides à caractère intermittent, comme l'ont établi les travaux récents de Widal et de ses élèves, on peut dire que l'on retrouve dans la forme digestive de l'incontinence d'urine un des éléments invoqués par cet auteur pour expliquer des syndromes aussi disparates que l'asthme, l'urticaire ou l'épilepsie, à savoir la *susceptibilité toute spéciale de groupes cellulaires déterminés* entraînant un mode de réaction personnel, variable avec chaque organisme vis-à-vis d'agents pathogènes particuliers. Pour le reste, le mécanisme pathogénique de ces deux groupes d'affections est évidemment différent : dans l'incontinence d'urine d'origine digestive, c'est d'intoxication qu'il s'agit ; pour l'asthme, l'urticaire, l'épilepsie, ce que l'on incrimine avec Widal, c'est le *choc colloïdal,* la *colloïdoclasie.* Ces deux processus s'opposent, semble-t-il, assez nettement l'un à l'autre : le premier, d'ordre *chimique,* agit en altérant plus ou moins profondément les protoplasmes cellulaires : le second, d'ordre *physico-dynamique,* agit simplement en détruisant l'équilibre statique moléculaire. Ce qui caractérise encore le premier, c'est qu'il met un certain temps à se produire et qu'il laisse après lui des désordres matériels dont la réparation exige une durée plus ou moins longue. Le second, au contraire, est, pour ainsi dire, instantané et s'il est parfois violent, il se dissipe toujours rapidement sans laisser de traces de son passage : c'est un bouleversement organique plus ou moins intense après lequel les éléments même les plus touchés reprennent immédiatement leur vie normale. Ces caractères distinctifs ont-ils une valeur absolue? On peut tout d'abord se demander si, après des intoxications extrêmement légères, les lésions minimes produites et qui se traduisent par de simples troubles fonctionnels comme dans la forme particulière d'énurésie que nous étudions, ne se réparent pas aussi rapidement que les désordres moléculaires qui surviennent après un choc colloïdal. Il est possible, d'autre part, que l'essence même du processus toxique ne soit pas absolument différente de celle qui caractérise la colloïdoclasie. On peut supposer, en effet, que les toxines donnent lieu à des états plus prolongés de déséquilibre colloïdal, à des agrégations et des désagrégations plus intenses et plus durables de complexes colloïdaux.

Quel que puisse être le mode lésionnel de l'intoxication en général, il reste à établir *comment agissent les substances toxiques d'origine digestive sur le cerveau*, au niveau duquel se trouvent les centres particulièrement vulnérables dont le désordre fonctionnel est la base même de l'incontinence.

Une série de travaux récents dont les importantes recherches de Guy Laroche, basées sur des méthodes de physiologie expérimentale, ont démontré la *fixation* des virus et des poisons sur le système nerveux et ont, en outre, établi que les effets physiologiques d'un poison déterminé s'expliquaient non seulement par sa nature, mais aussi par son *mode de fixation* sur le système nerveux. Cette fixation, pour des poisons à effets physiologiques différents, se fait : 1° sur des territoires nerveux différents (les essences de boissons alcooliques qui sont convulsivantes se localisent surtout dans la région bulbaire) ; 2° sur telle ou telle partie de la cellule nerveuse (les anesthésiques se fixent surtout sur les éléments lipoïdes). Ces recherches ont été faites avec des substances très différentes, mais de nature bien déterminée, chimique ou microbienne. Il serait sans doute hasardeux de vouloir appliquer leurs résultats à des substances toxiques d'origine digestive dont la nature même nous échappe. Seuls nous sont bien connus les effets de ces substances sur le système nerveux : ce sont, suivant le cas, des *hypnotiques* ou des *narcotiques*. Il n'est pas exact cependant de dire que toutes ces substances sont mal déterminées : l'une d'elles, tout au moins, est parfaitement définie dans sa constitution comme dans ses effets. C'est l'alcool éthylique $C^2 H^6 OH$. Or, les propriétés hypnotiques de l'alcool comparables aux propriétés hypnotiques de l'éther, du chloroforme, du chloral sont dues non seulement à son affinité élective pour le cortex, mais aussi à sa fixation très particulière sur les lipoïdes nerveux. Nicloux, dans des travaux très remarquables, a démontré la réalité de cette fixation pour les anesthésiques. Gréhant avec l'alcool, Archangelsky avec l'acétone ont obtenu des résultats analogues. Il est possible que s'explique de la même façon l'action hypnotique des diverses substances toxiques apportées par l'alimentation et dont la plupart reconnaissent une origine azotée.

Quoi qu'il en soit, ce qui n'est pas douteux et ce que l'observation clinique journalière permet de constater, c'est la *réalité* de cette action hypnotique elle-même. Tout le monde connaît la profondeur du sommeil de l'homme ivre qui cuve son vin. Aussi bien n'est-ce pas sur cette hypersomnie dont la nature pathologique et toxique est évidente que nous voulons insister. Mais il est incontestable que des sujets manifestement sobres, mais dont les digestions sont difficiles parce que leur foie est

insuffisant, ont la nuit un sommeil dont on les réveille difficilement et sont sujets le jour, après les repas, à des accès de
somnolence invincible souvent accompagnés de troubles vaso-
moteurs et parfois même d'une légère élévation thermique.
« L'exagération du sommeil, dit Castaigne, est un symptôme
fréquent dans les intoxications lentes d'origine gastrique, intestinale, hépatique ou rénale qu'on observe fréquemment au cours
des dyspepsies, des maladies bien classées du foie, du diabète
et de l'obésité. » « Les attaques de sommeil paroxystique, dit
Lhermitte, se rencontrent, de l'avis de tous les observateurs,
avec une fréquence très grande chez les polysarciques. Les
malades qui présentent ces accès de narcolepsie sont en général
de gros mangeurs souffrant par intermittences de troubles dyspeptiques légers et occupant une situation sédentaire..........
Malgré la station debout ou la marche, le sommeil est si impérieux que le malade est obligé de s'asseoir et de se laisser aller
au sommeil. Celui-ci est généralement profond, les excitations
cutanées ou sensorielles restent sans effet et rien, durant la
phase hypnotique, ne peut tirer le patient de sa torpeur. » Chez
ces obèses, comme chez les dyspeptiques, la narcolepsie et l'hypersomnie relèvent d'un certain degré d'*insuffisance hépatique*.
Au cours des dyspepsies, en effet, comme au cours des maladies de la nutrition, le diabète et l'obésité, les fonctions hépatiques sont toujours plus ou moins gravement compromises. La
narcolepsie que l'on observe au cours des maladies du foie proprement dites a été signalée depuis longtemps par Graves et
Murchinson. Elle constitue parfois la principale manifestation
de l'atteinte hépatique. Il peut même arriver qu'elle en soit le
pemier symptôme, comme dans l'observation rapportée par
Léopold Levi dans sa thèse.

A ce fait d'observation générale, à savoir que la tendance à l'assoupissement diurne et l'hypersomnie nocturne sont très fréquemment notés chez les sujets dont le foie est plus ou moins déficient, se rattachent les constatations faites par Collin chez les enfants atteints d'incontinence d'urine à forme digestive. Ces enfants, qui sont des tarés hépatiques souvent par hérédité, ont un *sommeil profond qui semble bien participer de la nature de la maladie.* « En effet, dit Collin, lorsqu'on est parvenu à les réveiller, ils ont une période de 2 à 4 minutes pendant laquelle ils sont incapables de comprendre, ils continuent à dormir sur le vase sur lequel ils sont posés. De plus, certaines nuits, ces enfants s'asseyent sur leur séant, les yeux grands ouverts, sans répondre aux questions qu'on leur pose ; ils referment les yeux pour continuer leur somme qui n'était qu'en apparence interrompu. » Dans presque tous les cas d'énurésie à forme digestive que nous rapportons, cette hypersomnie a été observée. Il fallait répéter 7 ou 8 fois les trois excitations successives recommandées par Collin pour que les enfants parvinssent à sortir de leur sommeil pathologique, si tant il est vrai, comme le dit Wilson Philipps, que « le sommeil vraiment sain est celui dont on peut être aisément réveillé ».

Nous voici parvenus dans l'étude du mécanisme pathogénique de l'énurésie à forme digestive, à ce rouage essentiel qu'est le *sommeil profond ;* nous touchons ainsi à la *cause prochaine*, à la *cause immédiate* de l'incontinence.

Pendant le sommeil, l'activité cérébrale est des plus réduites, les fonctions de la vie de relation disparaissent (seuls persistent quelques mouvements réflexes à centre médullaire), les fonctions de la vie végétative continuent à s'exercer, mais moins activement, car les stimulations d'origine cérébrale ne leur parviennent plus. L'individu plongé dans le sommeil est comparable, a-t-on dit, à l'animal à qui on aurait enlevé ses hémisphères cérébraux. Cela n'est peut-être pas tout à fait exact, du moins dans le sommeil normal. Une certaine vigilance, en effet, s'exerce, ne serait-ce que pour permettre au cerveau de recevoir les excitations sensorielles qui amèneront le réveil. Une certaine activité, d'autre part, y règne, pour y assurer le jeu de réflexes compliqués qui n'existent pas à la naissance et qui s'acquièrent par l'éducation au fur et à mesure du développement. Parmi ces réflexes éduqués nécessitant l'intervention psychique, deux surtout sont bien connus : c'est, d'une part, le mouvement de coordination des yeux ; c'est, d'autre part, le mouvement de contraction sphinctérienne qui s'oppose à la miction. Le premier est acquis plus ou moins rapidement par le tout jeune enfant. Mais c'est un fait remarquable noté par Berger et Lœvy, le sommeil ordinaire suffit à détruire le mouvement lorsqu'il n'est pas encore bien assimilé par le subconscient. « Si l'on soulève la paupière d'un enfant qui dort, et qu'on touche la conjonctive bulbaire ou que l'on approche une bougie, l'œil fait un mouvement qui l'éloigne de l'objet de manière à fuir l'excitation ; fait curieux, l'autre œil ne suit pas le mouvement. Plotke avait déjà signalé cette dissociation des mouvements des yeux pendant le sommeil. » Le mouvement réflexe qui s'oppose à la miction est le résultat d'une éducation beaucoup plus longue. Ce n'est que vers le dix-huitième mois en moyenne que l'enfant a appris à être propre. Si le sommeil normal parvient à dissocier cette action harmonique qu'est le mouvement de coordination des yeux, n'est-on pas en droit de penser qu'un sommeil profond par intoxication alimentaire ou autre, supprimant complètement le cortex, pourra faire disparaître le réflexe de contrôle mictionnel et cela d'autant plus facilement que le centre où s'élabore ce travail d'inhibition cérébrale sera prédisposé par une fragilité particulière à subir davantage les effets des toxines.

Ainsi l'énurésie d'origine digestive ne reconnaît pas d'autre cause que *le sommeil pathologique dans lequel est plongé le cortex, siège du contrôle de la mixtion, grâce aux substances toxiques qu'un foie insuffisant laisse pénétrer dans l'organisme.*

L'INSUFFISANCE HÉPATIQUE N'EST PAS TOUJOURS SEULE EN CAUSE. ELLE EST PARFOIS ASSOCIÉE A D'AUTRES FACTEURS PATHOGÉNIQUES

Nous n'avons, jusqu'ici, considéré qu'un mode d'intoxication des centres nerveux aboutissant à l'hypnose et à la production de l'incontinence, *l'intoxication alimentaire par dyshépatie.*

Cependant, dans deux observations, nous avons pu noter d'autres facteurs associant leur action à celle de l'insuffisance hépatique.

ÉNURÉSIE ET FATIGUE

C'est ainsi que chez l'un de nos enfants, la *fatigue* apparaissait comme un élément de contribution certaine dans la production de l'énurésie. L'importance de cet élément qui, lorsqu'il est en jeu, agit rarement d'une façon isolée, doit être d'ailleurs assez difficile à évaluer. Pour la plupart des auteurs, la fatigue n'est pas un élément pathogénique sérieux digne d'être pris en considération. Cependant, certains auteurs, par une tendance d'esprit exactement inverse, en ont fait, dans quelques cas, la cause exclusive de l'énurésie, et Nicoletopoulos rapporte trois observations qui semblent démontrer le bien-fondé de cette condition étiologique.

On peut se demander comment agit, dans ces cas, la fatigue pour déterminer l'incontinence nocturne d'urine. Nous ne pen-

sons pas que ce soit en donnant lieu à une *hyperacidité urinaire*
qui entraînerait une irritabilité réflexe de la vessie, bien que
les recherches de Colosanti et de Mascateli et celles de Gautrelet
aient démontré l'augmentation considérable des acides dans les
urines des sujets fatigués.

En réalité, la fatigue peut être considérée comme une source,
ou mieux comme une *forme de l'intoxication*.

La fatigue est un phénomène très général du monde vivant.
Cependant, on ne l'observe exclusivement que chez les méta-
zoaires possédant un milieu intérieur clos. Pour qu'il y ait fatigue, en effet, il faut qu'il y ait accumulation de déchets de
fonctionnement, ce qui suppose un milieu limité. Lorsque la
quantité de déchets accumulés est devenue suffisamment importante, il y a inhibition de l'irritabilité et de l'excitabilité de la
matière et l'on voit survenir la fatigue générale.

On sait que Le Dantec expliquait par ce mécanisme le *sommeil* et sa périodicité. Au cours de la veille, les organes produisent plus de déchets de fonctionnement que le rein n'en peut
éliminer. Quand la concentation des déchets est ainsi arrivée
à un taux déterminé, les cellules nerveuses qui sont les plus
sensibles des cellules de l'organisme sont inhibées : ainsi prend
naissance le sommeil. Cette interprétation repose d'ailleurs sur
une base urologique, car les recherches de C. Bouchard ont
montré que les urines du soir sont plus toxiques que celles du
matin et qu'elles renferment un principe hypnogène.

Que, par suite d'une suractivité de certains organes ou de
certains appareils comme un travail musculaire exagéré, il y ait
hyperproduction de toxines dans l'organisme, il est facile de
concevoir que l'inhibition cérébrale se manifestera d'une façon
à la fois plus rapide et plus intense. Le besoin de sommeil se
fera sentir d'une façon irrésistible et le sommeil lui-même sera

plus profond, il sera pathologique. « Si notre fatigue est si grande, dit Durham, qu'elle rend notre sommeil plus profond, ce dernier participe de la nature de la maladie. » Les conditions organiques sont exactement les mêmes au mécanisme pathogénique près, que celles qui, dans l'urémie, sont cause de la somnolence, de la torpeur et du coma terminal. L'augmentation des toxines dans l'organisme n'est pas due ici à une hyperproduction de déchets de fonctionnement, mais à la rétention de ces déchets par insuffisance des émonctoires.

C'est donc, en définitive, par le *mode de l'intoxication cérébrale* que se produit l'énurésie dans la fatigue excessive, comme elle se produit chez les sujets atteints de troubles hépato-digestifs.

ENURÉSIE ET HYPOTHYROIDIE

Dans l'une de nos observations, les signes d'*hypothyroïdisme* était si manifestes, qu'il semblait tout naturel de rapporter l'incontinence nocturne d'urine à cette insuffisance glandulaire.

Il n'en est pas toujours ainsi, mais alors même que rien dans le tableau clinique ne permet d'invoquer cette étiologie, il faudrait cependant y penser pour certains auteurs comme Hertoghe et Williams, en présence d'une incontinence d'urine dont l'origine n'a pas pu être solidement établie. Ces auteurs se basent pour émettre cette opinion sur les résultats heureux qu'ils ont obtenu par le traitement thyroïdien dans certains cas d'énurésie rebelles à toute thérapeutique. Mais est-il suffisant pour incriminer l'hypothyroïdie, de constater une amélioration plus ou moins notable résultant du traitement par le corps thyroïde ? Léopold Levi ne l'admet pas, et ne croit pas que l'énurésie se rattache d'habitude à l'insuffisance thyroïdienne.

Dans les cas, comme celui que nous rapportons où l'hypothyroïdie est évidente, et ou il paraît rationnel de la mettre en cause dans la production de l'incontinence, il reste à préciser par quel *mécanisme* se relient entre eux ces deux phénomènes morbides.

Pour Williams, la sécrétion thyroïdienne servirait de *régulation* à l'excrétion urinaire, et son excès serait aussi funeste que son défaut.

Une autre hypothèse plus facile à démontrer vient immédiatement à l'esprit. C'est celle d'une *auto-intoxication* due à la sécrétion thyroïdienne insuffisante. Cette auto-intoxication manifesterait ses effets sur les *centres nerveux*, et l'on sait que la torpeur, la somnolence, l'hypersomnie sont constamment mentionnées par les classiques dans les états d'hypothyroïdie. Le sommeil profond s'accompagnerait d'énurésie, et cela d'autant plus facilement que les centres corticaux, en raison d'une fragilité spéciale, seraient plus sensibles à l'action des toxines. Le mécanisme pathogénique est donc celui que nous avons déjà admis pour la forme digestive de l'énurésie. Le point de départ seul est différent. La cause initiale de l'auto-intoxication, au lieu d'être l'insuffisance hépatique, est une viciation de la sécrétion thyroïdienne, mais cette intoxication elle-même est sous la dépendance de facteurs multiples dont est responsable la dysthyroïdie.

A l'état normal, le corps thyroïde contribue à ce que Léopold Levi appelle « l'eupragie géhérale », et pour cela, il produit des substances utiles au fonctionnement de l'organisme. Ces substances dont la nature se rapproche de celle des diastases exercent leur action à distance par voie sanguine, sur les

autres glandes, glandes à sécrétion interne et glandes digestives qui possèdent à la fois une sécrétion externe et une sécrétion interne, peut-être aussi sur les cellules même des tissus.
Inversement le corps thyroïde subit de la même façon
l'influence de substances analogues secrétées par les autres
glandes endocrines. C'est de cette *synergie glandulaire* réalisée
par des actes physiologiques complexes, dont la plupart nous
sont encore mal connus, que dépend l'invariabilité de la composition du milieu sanguin, la stabilité de l'équilibre humoral.

Or, parmi les multiples associations fonctionnelles dont fait
partie le corps thyroïde, la plus importante sans aucun doute,
est celle qu'il réalise avec le *foie* dont nous avons vu le rôle
fondmental dans les divers phénomènes de la nutrition. La
corrélation fonctionnelle de ces deux organes, est aujourd'hui
un fait établi. Il résulte de certains faits d'observation médicale, et de résultats expérimentaux obtenus par les physiologistes que la sécrétion thyroïdienne est indispensable à la vitalité et au bon fonctionnement de la cellule hépatique. On sait
par exemple que le corps thyroïde intervient dans le métabo-
lisme des hydrates de carbone, car dans l'hyperthyroïdie, la
fonction glyco-génique du foie est nettement augmentée.
D'autre part, Dragoin et Fauré-Frémiet, histologiquement,
ont constaté sous l'influence de l'hyperthyroïdisation deux
modifications importantes dans la cellule hépatique : présence
constante de vacuoles nucléaires et des parasomes intraproto-
plasmiques. La sécrétion thyroïdienne founirait donc une
substance, dont l'action serait un effet de *stimulation* sur l'activité de la cellule hépatique. Ainsi, ces deux glandes, le corps
thyroïde et le foie dont pourtant la fonction générale est très
différente, apparaissent associés spécialement dans cette fonction antitoxique, dont le dernier organe nous semblait jusqu'alors avoir seul le monopole.

Ceci ressort nettement dans l'observation que nous rapportons, où existaient simultanément des signes d'hypothyroïdie et d'hypophépatie. Dans ce cas, le primum movens de l'intoxication était l'insuffisance thyroïdienne, mais la part principale dans cette intoxication revenait à l'insuffisance hépatique. Une tare nerveuse légère complétait le mécanisme physio-pathologique, qui aboutissait à la production de l'incontinence d'urine.

En résumé, que l'insuffisance hépatique soit primitive, ou que plus rarement, elle soit secondaire à la déficience d'une glande endocrine, utile comme le corps thyroïde au bon fonctionnement du foie, que cette insuffisance hépatique soit seule en cause, ou qu'au contraire, elle agisse avec le concours d'autres facteurs, comme la fatigue par exemple, c'est toujours par le mode de l'intoxication que se produit l'énurésie ; cette intoxication variable dans son origine mal connue dans son essence, est constante dans ses effets : des centres corticaux particulièrement sensibles aux toxines, sont plongés dans un sommeil profond à la faveur duquel survient l'incontinence.

L'INTOXICATION EST LE MODE GÉNÉRAL D'ACTION DE CES DIVERS FACTEURS PATHOGÉNIQUES — L'ÉNURÉSIE PAR TARE NERVEUSE ET L'ÉNURÉSIE PAR INTOXICATION

La conclusion qui se dégage de cette étude pathogénique, et qui est en quelque sorte le lien synthétique des idées que nous avons exposées, peut s'exprimer de la façon suivante : le fait que l'auto-intoxication qui préside à la production de l'énurésie, ne reconnaît pas toujours pour origine exclusive une insuffisance de la fonction hépatique, mais que d'autres déficiences fonctionnelles peuvent y contribuer en même temps que certains facteurs entraînant comme l'excès de fatigue un surmenage général de l'organisme avec hyperproduction de toxines, ce fait permet de nous élever de la conception particulière de l'énurésie par insuffisance hépato-digestive à la conception plus générale d'une variété d'énurésie essentielle, l'énurésie par intoxication à la détermination de laquelle peuvent participer non seulement les perturbations fonctionnelles du foie, des glandes endocrines et probablement aussi du rein, mais encore l'activité exagérée de certains appareils entraînant au bout d'un certain temps l'accumulation dans l'organisme de déchets de fonctionnement, qui viennent troubler la composition du milieu intérieur.

Ces différents facteurs, par le mécanisme du sommeil profond, peuvent engendrer l'énurésie.

LES PRINCIPALES CAUSES MORBIDES DE L'INSUFFISANCE HÉPATIQUE : MALADIES ACQUISES ET MALADIES HÉRÉDITAIRES HEREDO-ARTHRISTIME ET DÉBILITÉ HÉPATHIQUE

De tous ces facteurs, l'insuffisance hépatique est le seul dont nous ayons cherché à établir l'importance. Dans certains cas, l'étude approfondie de ce facteur nous a permis d'en déterminer l'origine .

C'est ainsi que nous avons noté chez un de nos sujets qu'une maladie acquise comme la scarlatine dont on connaît la prédilection pour le foie, avait fait réapparaître une incontinence qui depuis plusieurs mois ne s'était jamais montrée.

L'hérédite alcoolique, l'hérédo-syphilis ont été reconnues dans d'autres cas comme les tares productrices de l'hypohépatie.

Mais l'hérédité pathologique sur laquelle nous voulons insister, parce que son influence apparaît moins évidente que celle des affections précédentes, c'est l'hérédité arthritique que nous avons pu découvrir chez deux de nos enfants. On sait que le foie est l'organe qui reçoit de préférence les coups de l'arthritisme qui se lègue. Notre maître, M. Lesage, dans son livre sur la débilité arthritique, insiste sur la valeur de l'énurésie comme signe mettant sur la voie du diagnostic de la maladie. « Dès cet âge, dit-il (l'âge qui correspond à la période du sevrage), l'enfant bien portant doit devenir propre et conserver selles et urines. Or, le débile ne devient propre que pour les premières. Il perd inconsciemment ses urines, surtout pendant la nuit. L'énurésie est un très bon signe de la débilité tant que l'enfant en est atteint, diminuant et disparaissant quand l'amélioration a lieu, s'aggravant quand l'affection progresse. » Nous avons vu que l'énurésie pouvait se prolonger chez l'enfant arthritique au delà de la période du sevrage par suite d'une débilité arthitique plus marquée, et sans doute aussi par suite de cette hypersensibilité morbide à certaines variétés d'aliments, qui explique la facilité et la fréquence chez ces sujets des intoxications digestives.

Le caractère intermittent de l'énurésie se comprend mieux pour cette étiologie que pour les autres par suite de la caractéristique même de la maladie en cause. L'arthritisme, en effet, est une maladie à crises : poussées d'intoxication et crises de libération alternent et se succèdent. Aussi voit-on l'énurésie apparaître pendant les périodes d'intoxication en même temps que l'eczéma, l'urticaire ou la fatigue, car ces sujets offrent une sensibilité particulière à la fatigue, et disparaît au contraire quand une débâcle intestinale ou autre débarrasse l'organisme des principes toxiques qui y sont accumulés.

Nous n'avons pas la prétention, au cours de ce travail, d'avoir expliqué toute la pathogénie de l'incontinence d'urine dite essentielle. Celle-ci, au surplus, nous le savons, ne peut se ramener à un mécanisme physio-pathologique unique.

En établissant le rôle fondamental de l'insuffisance hépatique dans une variété particulière d'énurésie, nous avons mis en même temps en évidence un élément dont l'influence n'avait pas été soupçonnée jusqu'alors par la majorité des auteurs et dont l'importance cependant est, dans certains cas, aussi exclusive que celle de l'élément névropathique dans d'autres cas, c'est l'auto-intoxication avec la réaction particulière du cortex, le sommeil profond à la faveur duquel s'installe l'énurésie.

Ainsi nous pensons avoir apporté une pierre de plus à la construction du monument pathogénique de l'incontinence dite essentielle. L'ordonnance définitive de ce monument sera en quelque sorte la consécration de la connaissance parfaite de cette affection. Mais pour celle-ci, comme pour beaucoup d'autres, le travail accompli est sans doute beaucoup moins important que la tâche qu'il reste à faire. « En médecine, dit Ambroise Paré, il reste à chercher plus de choses qu'il n'y en a de trouvées. »

CONCLUSIONS

1° Du groupe nosographique d'attente que représente l'énurésie dite essentielle, on peut actuellement distraire une variété particulière d'incontinence d'urine, la forme digestive de A. Collin, qui se définit cliniquement par les caractères suivants :

Son apparition après une période de propreté d'un an ou deux ans, quelquefois plus longue ;

Son mode d'évolution suivant un type nettement intermittent ;

Sa coïncidence constante avec des signes physiques, fonctionnels et généraux traduisant des troubles hépato-digestifs ;

Sa disparition enfin sous l'influence d'un traitement et d'un régime alimentaire rationnels ;

Et dont le fait pathogénique fondamental paraît être une déficience du foie, spécialement dans sa fonction générale antitoxique.

2° Cette insuffisance hépatique donne lieu à des manifestations morbides diverses qu'il est en général facile, par le seul sens clinique, de rattacher à leur véritable cause.

3° Parfois cependant, la traduction symptomatique de cette insuffisance est si vague ou si légère qu'on ne peut cliniquement que soupçonner l'origine réelle des symptômes observés.

4° Celle-ci n'est véritablement démontrée que grâce à l'exploration fonctionnelle du foie qui révèle habituellement un déficit général de sa multiple activité.

5° La cause même de cette dyshépatie peut, dans certains cas, être découverte : il s'agit soit d'une débilité hépatique acquise au cours d'une maladie aiguë, comme la scarlatine, dont le foie est l'un des organes sur lesquels cette affection porte de péférence ses coups, soit d'une débilité hépatique transmise dans une hérédité pathologique, comme l'hérédo-alcoolisme, l'hérédo-syphilis et principalement l'hérédo-arthritisme.

6° L'insuffisance hépatique agit par le mode de l'intoxication : celle-ci manifeste ses effets d'une façon élective sur le cortex qu'une vulnérabilité particulière rend souvent plus sensible à l'action des toxines, et au niveau duquel se trouvent les centres nerveux qui président au contrôle de la miction. Le sommeil normal devient dès lors un sommeil profond qui participe de la nature de la maladie et c'est à la faveur de cette hypersommie réalisant une torpeur cérébrale trop grande que s'installe l'énurésie.

7° L'insuffisance hépatique n'est pas toujours le seul facteur d'intoxication. D'autres sources d'intoxication sont représentées par l'activité excessive ou les perturbations fonctionnelles d'organes variés, si bien que l'intoxication peut être considérée comme un mode pathogénique très général que des facteurs morbides de nature très diverse comme la fatigue exagérée, l'hyperthyroïdie et d'autres insuffisances endocriniennes sans doute peuvent employer pour aboutir à la production d'un même syndrome : l'énurésie.

8° A côté du type général depuis longtemps admis de l'énurésie essentielle par lésion nerveuse dont l'exemple le plus net est fourni par l'énurésie hypogénésique de Dupré et Merklen où l'incontinence d'urine est le signe d'une évolution nerveuse non terminée, on pourrait admettre un type très différent d'énurésie essentielle, l'énurésie par intoxication et dont la forme la mieux individualisée à l'heure actuelle est la forme digestive de A. Collin.

9° Entre ces deux types qui s'opposent au point de vue clinique comme au point de vue thérapeutique, existe d'ailleurs un type mixte dans lequel s'associent en proportions diverses le facteur nerveux et l'élément toxique. La symptomatologie relève à la fois de la symptomatologie de l'énurésie par tare nerveuse et de celle de l'énurésie par intoxication. Et la thérapeutique rationnelle que l'on applique avec succès à cette dernière n'aboutit pas pour elle à des résultats aussi décisifs.

BIBLIOGRAPHIE

Les sources les plus importantes de cette bibliographie sont :
La thèse de Gourwitch Schmerling (Paris 1922).
La thèse d'Aubertin (Bordeaux 1922), et sa revue générale (*Gazette des Hôpitaux* : 13 mai 1922).
La thèse de Michel (Paris 1922).

AUBERTIN (E.). — Etude critique d'un certain nombre de signes d'insuffisance hépatique. Le foie et la tuberculose. (Thèse de Bordeaux 1922, p. 114 à 191).

AUBERTIN (E.). — Les procédés de recherche de l'insuffisance hépatique. Leur valeur. Leur interprétation. (*Gazette des Hôpitaux*, 13 mai 1922).

BAUDE. — Exploration fonctionnelle du foie par les épreuves d'élimination provoquée. (Thèse de Paris, 1913-1914).

BERGER et LOEVY. — *Journal de l'Anatomie*, t. XXXIV, p. 364 et *Bulletin de la Société de Biologie*, 1898, p. 448

CASTAIGNE. — L'insuffisance hépatique (*Journal médical français*, février 1922).

CASTAIGNE. — Sommeil pathologique et thérapeutique (*Journal médical français*, 15 février 1911).

CARRIÈRE et CAUDRON. — Miction nocturne involontaire due à l'hyperacidité urinaire. (Clinique infantile, 1" juin 1906).

CAILLÉ. — La glycuronurie provoquée (Thèse de Paris 1921).

CHIRAY (M.) et CAILLÉ (E.). — L'épreuve de la glycuronurie provoquée. (*Bulletin et mémoires de la Société Médicale des Hôpitaux*, 18 mars 1921).

CHIRAY (M.). — La glycuronurie normale et pathologique (*Journal médical français*, février 1922).

CLOGNE (R.). — Contribution à l'étude d'un coefficient azoté urinaire simple et pratique (C. R. Société de pathologie comparée, Janvier 1921).

CLOGNE (R.) et FIESSINGER (N.). — La chronologie de l'élimination glycuronique chez le sujet normal et pathologique. (C. R. de la *Société de Biologie*, 16 déc. 1916).

COLLIN (A.). — Contribution à l'étude de l'énurésie dite essentielle. (*Gazette des Hôpitaux*, 30 novembre 1911).

COURTADE. — De l'incontinence d'urine chez les enfants et en particulier de l'incontinence nocturne dite essentielle. (*L'Œuvre médico-chirurgicale*, 22 septembre 1911, n° 65).

COURTADE. — *Gazette des maladies infantiles*, 1901.

COURTADE et GUYON. — *Archives de physiologie*, juillet 1896.

DESAULT in thèse de CAREL. — Contribution à l'étude de l'incontinence essentielle d'urine (Thèse de Lyon, 1905).

DRAGOIN et FAURÉ-FREMIET. — Cellule hépatique des têtards et thyroïde. (C. R. Soc. biol. 1921, n° 27, p. 434).

DORLENCOURT et BANU (*Société de Pédiatrie*, 15 juin 1920).

DUPRÉ (E.). (*Société de Neurologie*, 6 juin 1907, p. 625).

DUPRÉ (E.), La constitution émotive (*Paris Médical*, 1911).

DURHAM. — *The Physiology of Sleep*.

ELLERMANN. — L'influence des émotions sur les fluctuations leucocytaires (Hospital stidende, 31 mars 1910).

FREND. — Sur un symptôme qui accompagne souvent l'énurésie nocturne des enfants (*Neurologische Centralblatt*, 1er novembre 1893).

FREYDIER. — Contribution à l'étude de l'énurésie infantile (Thèse de Lyon, 1912).

GOURWITCH-SCHMERLING. — La forme digestive de l'énurésie essentielle (Thèse de Paris, 1912).

GUINON. — In traité des maladies de l'enfance de Grancher, Comby, Marfan (Article : névroses urinaires).

GUYON. — Contribution à l'étude de l'atonie des sphincters (*Journal de médecine et de chirurgie*, t. XXXIII).

GARNIER. — Relations de la thyroïde avec les autres glandes. (*Journal médical François*, novembre 1921).

GARNIER. — Le diagnostic de l'insuffisance hépatique par les procédés de laboratoire. (*Journal médical Français*, février 1922).

GLEY. — Physiologie, 1921.

HERTOGHE. — Nouvelles recherches sur les insuffisances thyroïdiennes. (Académie Royale de médecine de Belgique, 27 avril 1907).

JOTEYKO. — La fatigue, 1920, Bibliothèque de Philosophie scientifique.

Janet. — Troubles psychopathiques de la miction. (Thèse de Paris, 1889-90).

Jacquemin (H.). — Incontinence essentielle d'urine et les oxyures. (*Journal de médecine de Paris*, 28 juin 1913).

Joly (P.). — Contribution à l'étude du soufre urinaire.

Jeorgensen. — Recherches sur la relation de dépendance entre le nombre des leucocytes et la position du corps (C. R. *Soc. Biologie*, 15 avril 1920).

Langle. — L'épreuve de l'hémoclasie digestive chez l'enfant. (Thèse de Paris, 1921).

Lesné et Langle. — La leucocytose digestive chez l'enfant. (*Société de Pédiatrie*, 15 mars 1921) et (*Pédiatrie pratique*, 5 mai 1921).

Lhermitte. — Les narcolepsies des affections glandulaires (*Journal médical Français*, 15 février 1911).

Lesage. — La débilité arthritique chez l'enfant, 1921.

Lesage et Collin. — Archives de médecine des enfants, juin 1911.

Léopold Levi et H. de Rotschild. — Nouvelles études sur la physio-pathologie du corps thyroïde et des autres glandes endocrines, 1911.

Lambling. — Précis de chimie biologique.

Laroche (G.). — Fixation des poisons sur le système nerveux (Thèse de Paris, 1911).

Michel. — Contribution à l'étude de la leucocytose digestive et des variations leucocytaires chez l'enfant. (Thèse de Paris, 1922).

Mosso. — In thèse Tournay (p. 72).

Merklen (P.). — De l'énurésie hypogénésique des enfants. L'énurésie, élément du syndrome de débilité motrice d'innihition. (*Bulletin de la Société de Pédiatrie*, juin 1909).

Nicoletopoulos. — La fatigue comme cause de l'énurésie chez les enfants. (Archives de médecine des enfants, sept. 1910)

Pagniez et Plichet. — De l'influence de la rapidité de l'ingestion dans l'épreuve de l'hémoclasie digestive. (*Bulletin de la Société médicale des Hôpitaux*, 1" juillet 1921).

Petit (J.-L.). — Œuvres médico-chirurgicales, t. III, p. 104.

Roger et Chiray. — L'absence de glycuronurie et l'insuffisance hépatique. (Académie de Médecine, 13 avril 1915).

Roger. — (Compte-rendu de la Société de biologie, 18 décembre 1915).

Roger. — La glycuronurie, ses variations dans les affections hépathiques. (*Presse Médicale*, 18 mai 1916).

Rosenbach. — Das Verhalten der reflexe bei sethlafenden (*Zeit. f. Klin. med.* 1880 T., 1).

Rochet et Jourdanet. — Les incontinences d'urine de l'enfance. Étude pathogénique et thérapeutique (*Gazette des Hôpitaux*, 9 janvier 1897).

Synergies Glandulaires. (*Journal Médical Français*, novembre 1921).

Trousseau. — (Cliniques de l'Hôtel-Dieu, t. ii).

Tinel et Santenoise. — Variations brusques de la formule leucocytaire, sous l'influence d'actions nerveuses immédiates (C. R. *Soc. Biologie*, 22 oct. 1921, p. 715).

Vandenbosche. — De l'incontinence nocturne essentielle d'urine. (*Archives de médecine et de pharmacie militaires*, octobre 1903, t. 42, p. 317).

Widal, P. Abrami, N. Iancovesco. — L'épreuve de l'hémoclasie digestive dans l'étude de l'insuffisance hépatique. (*Presse Médicale*, 11 décembre 1920).

Widal, P. Abrami, N Iancovesco. — Possibilité de provoquer la crise hémoclasique par injection intra-veineuse de sang portal, receuilli pendant la période digestive. Action du foie sur les protéides de désintégration incomplète provenant de la digestion et charriés par la veine porte. C. R. Académie des Sciences, t. clxxi, p. 74, 12 juillet 1920).

Widal, P. Abrami, N. Iancovesco. — L'épreuve de l'hémoclasie digestive dans l'étude de l'insuffisance hépatique. C. R. Académie des Sciences, t. clxxi, 19 juillet 1920).

Widal, P. Abrami, N. Iancovesco. — L'épreuve de l'hémoclasie digestive, et l'hépatisme latent. (C. R. Académie des Sciences, t. clxxi, p. 223, 26 juillet 1920).

Widal, P. Abrami et Brissaud. — Etude sur certains phénomènes de choc observés en clinique Signification de l'hémoclasie (*Presse Médicale*, 3 avril 1920).

Wilson Philipps (in thèse Tournay, p. 85).

Williams Léonard. — Thyroid treatment of incontinence of urine (*The Lancet*, 1" mai 1909).

Yvon et Michel. — Manuel d'analyse des urines et de semeiologie urinaire, 1920).

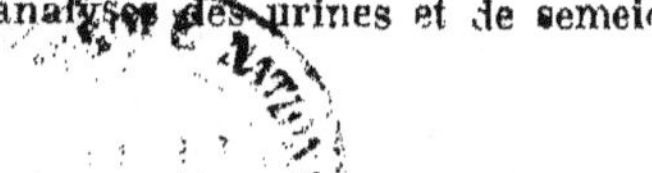

PRESSES UNIVERSITAIRES

49, Boulevard Saint-Michel

PARIS